林教授与肿瘤患者谈康复

主编　林洪生

中国中医药出版社
·北　京·

图书在版编目（CIP）数据

林教授与肿瘤患者谈康复 / 林洪生主编．—北京：中国中医药出版社，2015.6

ISBN 978-7-5132-1982-2

Ⅰ．①林…　Ⅱ．①林…　Ⅲ．①肿瘤学—康复　②肿瘤学—中医学—康复医学　Ⅳ．① R730.9 ② R273

中国版本图书馆 CIP 数据核字（2014）第 188032 号

中 国 中 医 药 出 版 社 出 版

北京市朝阳区北三环东路 28 号易亨大厦 16 层

邮政编码　100013

传真　010 64405750

三河市西华印务有限公司印刷

各地新华书店经销

*

开本 710×1000　1/16　印张 12.5　字数 192 千字

2015 年 6 月第 1 版　2015 年 6 月第 1 次印刷

书号　ISBN 978-7-5132-1982-2

*

定价　35.00 元

网址　www.cptcm.com

社长热线　010 64405720

购书热线　010 64065415　010 64065413

微信服务号　zgzyycbs

书店网址　csln.net/qksd/

官方微博　http：//e.weibo.com/cptcm

淘宝天猫网址　http://zgzyycbs.tmall.com

编委会

主　编　林洪生

副主编　董　倩　熊　露　赵田雍　张宗岐

编　委　（以姓氏笔画为序）

王　硕　刘　杰　刘　硕　张　英

张玉人　崔　英　樊慧婷

目　录 \ contents

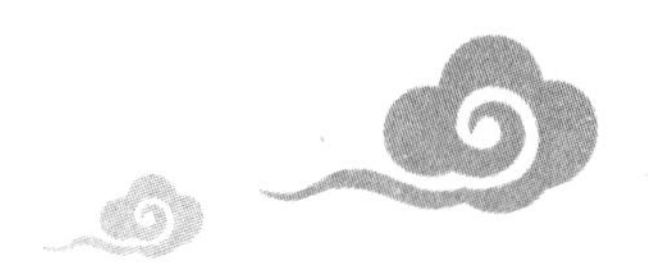

肿瘤不可怕，用中医药传康复福音

肿瘤康复是肿瘤患者高质量、长生存的捷径

2007年5月13日，林黛玉扮演者陈晓旭年仅42岁，因患乳腺癌在深圳去世，让人们再次将关注的焦点集中到“癌症”这一话题。

生活中，可能会面对这样一些突如其来的现实：自己相濡以沫的爱人，或最亲密的家人，或者身边的朋友，因为一些不起眼的小毛病，去医院检查，或去医院例行体检时，却意外地被诊断患了癌症。即使是侥幸诊断为癌症早期，也需要无奈地接受一系列医学治疗，如手术、放疗和化疗等。经过现代医学对抗性治疗后，不少人都已经是身心俱惫，虚弱不堪……

因此，无论是陈晓旭突然患癌的消息，还是以往的很多事例，都会把人们引入一种认识的误区——癌症是一种突发的疾病，从得病到死亡都是很迅速。而且一旦患了癌症，人的生命等同于画上了“句号”。

无奈之余，大家不禁会问，除了这些损伤性极大的现代治疗方法外，通过中医中药的调理是否能够起到治疗癌症的作用，是否通过中医的养生保健就让衰弱和受损的身心得到最大程度的康复呢?

回答是肯定的。有着几千年悠久历史的中医学在癌症的治疗和康复方面蕴含着十分丰富的理论基础，积累了十分宝贵的经验，成为癌症康复的福音。

中医养生保健是中医学中的一朵奇葩，历史悠久，有着较为完整的理论体系和治疗、康复方法。尤其是它的整体观和辨证基础有着超前的思维，是较高层次的科学。

中医学对癌症患者的养生保健，实际上是一个综合的调摄和治疗体系。中医告诉大家可以通过畅情志、节饮食，调起居、适环境、勤运动等系统的自我保健，配合中药、气功、针灸、饮食等适宜的康复治疗，使生活质量尽可能提高，生命尽可能延续。该方法经过几千年的临床实践和经验的积累，思想体系已经十分完善，并逐渐发展成为一门独立的学科——肿瘤养生保健学。

中医养生保健方法之所以能被广泛应用，主要是由于植物药和自然疗养法没有或很少出现副作用，人们易于接受，而且综合的养生保健对患者有明显的效果，使其有信心和兴趣持续治疗下去。大量从中医药中受益、延年的肿瘤患者引起了各界人士的关注与重视，随之而来的是世界范围的中药热、气功热、食疗热、针灸热……越来越多的癌症患者加入了中医养生之道的学习中。

在此，简要介绍一下，中医肿瘤养生保健的一些基本的原则和方法。

一、调阴阳，养护精气神是中医药肿瘤养生保健的重要原则

临床研究和探索发现，恶性肿瘤是由于人体内环境失调，加之外因作用而致病。患病之后，疾病本身又耗伤人体之正气，使阴阳失调、气血不畅，对人体的危害极大。而养生保健的重点在于调和阴阳，保精、裕气、合神，使阴阳平衡，五脏六腑功能重新恢复正常状态，以此为原则而达康复延年之目的。

对中医学感兴趣的人常常会问，既然调理阴阳对肿瘤患者的养生康复如此重要，对肿瘤患者而言，具体涉及哪些方面呢?

1. 调和阴阳

阴阳是中国古代哲学概念，代表着世间万事万物存在着的相互对立和相互依存的两个方面。从自然现象来讲，阴阳代表着天地、日月、昼夜、寒暑、上下等相互对应关系。从人体来讲，阴阳概括了男女、精神与肉体、睡眠与觉醒、气血脏腑与功能、疾病的正气与邪气等错综复杂的对应关系。中

医学认为，人体是由阴阳两方面组成，二者互根互立才能达到平衡和发展。

理解阴阳的这种对应关系，对调和阴阳，养生、康复尤其重要。

《黄帝内经》中说："阴阳者，天地之道也，万物之纲纪，变化之父母，生杀之本始。"（《素问·阴阳应象大论》）这揭示了人体所有的生理和病理变化，都是由于阴阳之间的平衡关系失调所致，也充分说明了肿瘤发生是由于体内的阴阳失去平衡，所以恶性肿瘤的预防与治疗均需调补阴阳，补其不足，纠其过盛，促使"阴平阳秘"，才能使肿瘤得以控制或消灭。

2. 保精、裕气、合神

理解了人体生命活动与疾病康复的阴阳对应关系，落实在肿瘤患者的养生和康复中，就是要做到"保精""裕气""合神"。感兴趣的读者会问，有没有可靠的临床证据和理论依据呢？

中医之"精"为精、血、津液，即人体生命之根本。精为先天之本，精气足则人之生源充足。气包括元气、营气、卫气和宗气，精和气都是生命活动之来源，为后天之本。

益气需健脾，肿瘤本身和手术、放化疗等常伤脾气、胃气，故健脾和胃、调补后天之本不可怠慢。

中医的"神"有广义和狭义之分。广义的神，指人一切生命活动的外在表现；狭义的神指神、魂、魄、意、志、思虑、智慧等，是生命活动的主宰。几千年前在《黄帝内经》中就提出"百病皆生于气"。明代医学家在《医学入门》中指出"郁结伤脾，肌肉消薄，与外邪相搏，而成肉瘤"。著名医学家张景岳也指出："噎膈一证，必以忧愁、思虑、积劳、积郁或酒色过度损伤而成。"明代《外科正宗》说："癌由于忧思郁结，积想在心，所愿不遂，肝脾逆气，以致经络阻塞、结聚成结……"揭示出精神、情志的异常变化与癌症的发生演变息息相关，从而把"保精""裕气"和"合神"作为防病、养生的最重要的手段和途径。

临床发现，肿瘤发病常因各种慢性或长期强烈的精神刺激而伤神，而病后更易神伤。具体讲，"伤神"会损伤五脏六腑的功能，导致"精"和"气"的生成逐渐减少。患肿瘤病后，不仅因手术、多重化疗和放射治疗会进一步损伤五脏，更重要的是因为巨大的身心压力，会使得人体的

“精”“气”“神”不断衰耗，形成恶性循环。

另外，当代众多关于癌症的研究表明，患者在罹患癌症前的生活经历中，很多人有过重大的生活事件的打击，如丧偶、极亲近的人死亡、配偶的意外等。据调查发现，寡妇的肿瘤发病率甚高。有调查研究发现，癌症患者多数有内向型的性格，既谨小慎微又多愁善感，既沉默寡语，但又易躁易怒、忍受力差；大多数患者则强行压抑，性格孤僻。这种人遇到生活中的挫折，心理矛盾冲突严重，而且又不善于自我解脱和宣泄，内心焦虑，抑郁苦痛。有些医学心理学家把癌症患者的性格称为C型性格，并认为有这一类型性格的人易患癌症。这种心理上的严重冲突、抑郁，可引起心理功能的紊乱，进而引起生理功能紊乱和障碍，致使抵抗力和免疫功能下降，内分泌和自主神经功能失调，从而使癌症细胞得以乘虚而入，生长繁殖，终致生癌。癌肿的成因，虽也有外来的各种致癌因子的作用，但如果有正常的机体抵抗力和免疫力，就不足以成害。癌的侵袭，最重要的是内部抗癌能力下降，尤以心理情绪上的障碍危害更大，成为重要的致癌因素。

美国癌症协会曾经发布过一项研究报告称，约有10%的癌症患者，会发生癌症自然消退。其消退的因素中最重要的是性格开朗、喜欢运动、自我心身锻炼、意念意志坚强和良好的精神状态，这些因素可以导致免疫力增强，从而促使癌肿得到治愈和消退。

因此，中医学理论中的调阴阳、养护精气神、养性有助于延缓肿瘤的发展，进而达到保寿的目的。在医学高度发达的今天，仍然有着十分重要的指导意义。

二、癌症的多途径综合调护，是中医康复的重要捷径

解决了以上的理论问题，再来和大家谈谈肿瘤患者在手术和放化疗期间，通过什么样的手段，才能把握阴阳平衡，实现康复的问题。

客观上讲，目前不少中晚期癌症患者，应用目前国内外医学技术与手段，想达到完全治愈还比较困难，主要的原因是因为恶性程度高，常易在治疗后若干时间复发和转移，而且由于病变的表现形式不同，很多患者在晚期才发现，这就更加影响治疗和康复的效果。

而单一西医治疗还无法担负起治疗和康复的全部重任，因此中医在肿瘤康复领域的早期介入就显得尤其重要。多年来，从笔者接诊的中晚期癌症患者的康复调护经验中看，手术、放化疗不能清除或杀死所有血液中微转移和处于静息状态下的肿瘤细胞，而手术、放化疗后是患者全身脏器功能和免疫功能最为虚弱的时候，机体的免疫系统会放松警惕，即便是对残留癌细胞有所觉察，但由于身体不能尽快从各种强烈治疗的打击下恢复，也没有能力去清除残留的癌细胞，此时，一些促进转移或复发的不利因素就会趁机大行其道，从而为日后复发或转移埋下了隐患。所以，建议对于癌症患者，完成规范化手术或放化疗期间，中医就应及早、全程、多途径、综合介入调护。不要等到西医治疗结束，靠身体自我调节和恢复无望时，才想到中医养生调摄，为日后的复发或转移埋下祸根。

根据中医学的基本原理，把肿瘤患者的养生保健大致分为两个方面：一是肿瘤患者的自我调摄，二是合理选择不同的疗养方法。

1. 肿瘤患者的自我生活调摄

肿瘤患者在接受各种治疗期间和之后，应该充分重视自己日常生活中的自我调摄，这是养生保健的一个重要组成部分。通常要求患者主要从以下几个方面着手：

（1）起居有常：患了肿瘤之后，人们多由规律的生活和工作突然变成了漫无边际的休养，患者思想上受到很大打击，极易以消沉情绪而散漫度日。特别是插入一些无法预测的住院治疗后，更使人感到生活无法规律化，而这种心理节奏感的失调极易影响病情的好转。有规律的生活才能维持人体正常的内环境，如果生活无规律，正邪之间易失平衡，而诱发肿瘤复发转移。起居有常是要求患者根据自然规律和人体本身节奏安排日常活动。

（2）调和情志：在肿瘤患者发病诱因中，情绪不畅占很大比例，加之疾病本身也带给患者精神上的痛苦。要想养生，调和情志是主要内容。患者一定要建立自己战胜疾病的决心和信心。眼界宽广、心绪豁达可以发挥机体各方面的抗病能力，“欲治其疾，先治其心”。如果精神上能做到常乐观，和喜怒，节思虑，去忧悲，防惊恐，则百病难以缠身。

（3）饮食有节：肿瘤本身对身体消耗很大，需要较多的营养，而肿瘤患者脾胃又多很虚弱，常纳食不香；放化疗的副作用也易伤及脾胃，常引起恶心、呕吐，所以饮食的调理十分重要。在脾胃虚弱又需充足养分时，尤其注意饮食有节，不宜食之过饱，不宜时饥时饱，而应少食多餐。还应合理调配营养成分，使饮食多样、五味全面，则脏腑气血调和。

（4）动静结合："动"指运动形体，"静"指清静心神。患了癌症并非一味地休息就能达养病之目的，而是要根据自身的条件做些适当的运动，如保健操、太极拳、气功等，这样可使人精神充沛、情绪饱满，而且能够使气血流畅，生机活泼。对于体弱者，散步是一种很好的活动方法，可以养神，且睡前散步利于休息，是"以动求静"。另外，运睛、叩齿、扩胸等，均是古人的养生之道。适当运动实际上是自我保养的一种方式。

肿瘤的中医康复调摄，其核心理念就是，从抗癌治疗的一开始即尽早中医介入，要把中医理论指导下的自我调摄的理念，贯穿到生活中去。

2. 常见的保健养生疗法

大家了解了中医理论指导下的养生、调摄的目的和重要性，一定很想知道，目前中医有哪些高效、可靠的养生疗法，怎么样结合自身生理和疾病特点，选用合适的保健疗法，以达到事半功倍的效果。

在此把多年来笔者临床上应用较为安全可靠、行之有效的养生保健方法，进行了总结和分析，读者可以根据自身的生理特点选用适合自己的方法。

（1）中药疗养：中药的治疗与保养作用对肿瘤患者至关重要，在肿瘤治疗和康复的全过程中用中药调治是必不可少的。通过应用中药，一是可以修复手术对人体造成的损伤，防治放化疗的不良反应，增强各种治疗效果；二是可以通过中药本身的抗癌扶正作用，调节人体的内环境，提高机体抗病能力，控制肿瘤的增长，防止复发和转移；三是中药可以解决疾病所产生的诸多症状，而植物药本身较少副作用，使人更乐于接受。《神农本草经》中就记有120种药，久服可"耐老""增年""长年""不老"等。中药的补益之功并非"金丹"，但对肿瘤来讲，实可达到养生延年的效果。

（2）气功疗养：气功疗法历史悠久，源于古代的"导引""吐纳"，通过逐年的发展内容不断得到充实。它是将呼吸、意念、姿势相结合的练气和练意功夫，是中医养生保健中独特的炼精、气、神的自我身心康复法。肿瘤患者通过气功的锻炼可以调和气血和脏腑功能，平衡阴阳，促进疾病的康复。很多患者在练功过程中体会到了增强体质、巩固疗效和养生长寿的效果。

（3）精神疗养：精神对肿瘤患者影响甚大，除患者应控制自己的情志，进行自我调摄外，家属及医护人员尚可通过语言、感情、举止影响和改变不利于患者的情绪和行为。通过开导鼓励、精神转移、发展其兴趣爱好等来唤起患者的信心，常可达到意想不到的效果。

（4）饮食疗养："药补不如食补"，中医十分重视以合理调配饮食来达治病养身之目的。《儒门事亲》中明确指出："养生当用食补。"《黄帝内经》云，"谨和五味"则"长有天命"。肿瘤患者多气血不足，脏腑功能衰弱，要想调养好身体，饮食疗养是必不可少的手段。不管何种肿瘤，或肿瘤处在何种阶段，皆需选用适合的饮食和药膳。经过合理安排的食谱有形神并重、养生保健之功，从而达到防、治、养之目的。

（5）针灸疗养：古有"一针、二灸、三吃药"的说法。针灸是通过不同的经络和部位的刺激；达到激发和调整人体生理功能的平衡，增加机体抗病能力的目的。它不但有很好的治疗作用，而且有防病保健和延年益寿的作用。

（6）自然疗养：自然疗法是先贤诸医家早就提出的治疗方法，如今人们又通过科学的观察和精心的挖掘而备受重视。例如，自然界的开阔环境、清新空气，可使人暂时忘却人间琐事，达到思想上的超脱；大自然的阳光、泉水都能很好地调理人机体的内环境，从而益于养生康复。

与上述类似的疗养方法还有很多，如按摩疗养、四时疗养、娱乐疗养等。中华文化的历史悠久，在中医学史的发展中，其独特构思，有着一些与西医完全不同的治疗方法，不但堪称"奇"，而且可称之为"绝"。中医药养生的理论和方法之所以能适用至今，尤其被国内外肿瘤界人士所欣赏、应用，是因为它有非常实际的效果。

肿瘤患者如果能重视利用中医的养生学，合理地选择利于自己疾病的疗养方法，同时注意调摄自己的生活，而亲友们又能给予合理的照顾和帮助，社会上能注意给予支持和鼓励，那么患者不但生存时间能大大延长，而且康复痊愈的比率也将大大提高。

目前，对祖国的文化遗产经科学地总结并加以整理后，使肿瘤养生保健工作取得了令人鼓舞的成绩，这门新兴科学的开展也促进了康复养生事业的发展，相信必将会在今后攻克癌症中产生巨大作用和影响。

传统中医看癌症，也是常见“慢性病”

在临床工作中，不少的患者和家属总会问起同样的问题，癌症是怎样形成的，为什么很多癌症一发现就到了晚期，从而失去手术和根治的机会呢？

其实，中医学对肿瘤的防治有着悠久的历史，最早可以追溯到公元前9世纪，在《周礼》一书中就已载有治肿瘤的专家，当时称之为“疡医”。在宋代《卫济宝书》中首次出现“癌”字。自明、清以后，医家普遍应用“癌”来称呼肿瘤。现代医学已经认识到，肿瘤生长像正常组织生长一样，通过细胞的分裂增殖，呈几何级数增长。从一个细胞到细胞集团，这一进程极其缓慢且周期长。国外学者天林常雄博士把癌分为“微小癌”和“临床癌”两个阶段，所谓微小癌指的直径仅1 ~ 5毫米，一般的医学检查是难以发现的。一个重仅1克的微小癌约有10亿个癌细胞。在一个有抵抗力的成人体内，由最初一个癌细胞分裂成10亿个癌细胞即生长成1克重的癌块，需经过大约9年的时间。因此，癌症从形成到出现临床症状，大多会经历一个相对漫长的过程。

中医学在几千年与疾病斗争过程中，认识到肿瘤的形成和发展，是由各种极为复杂的内外因素综合作用的结果，是一个长期缓慢的过程，也就是说，恶性肿瘤也是常见“慢性病”。

据世界卫生组织（WHO）统计，欧美发达国家近10余年癌症的发病率和死亡率呈下降的趋势。因此，2006年WHO把癌症划分为慢性疾病的范畴，昔日被认为是不治之症的肿瘤疾病，随着医学科学的进步，已经成为可以控制的慢性疾病。

经过国内外中医、中西医结合专家的共同努力，癌症的病因病机逐渐被更深刻地认识，同时，癌症的治疗与调养、康复方法也在不断得到充实。

人体是一个统一的整体，机体阴阳平衡失调则会导致疾病发生。对待癌症只要掌握其规律，依中医理论辨证论治，把握住阴阳气血的偏盛与偏衰，病位之在脏、在腑，通过调和阴阳，调达气血，就可能使癌症得到控制或治愈，根本没有必要“谈癌色变”和产生“恐癌症”。

那么肿瘤是如何形成的呢？任何事物的形成不外乎内、外两个方面的原因。从中医理论和临床的角度看，肿瘤的形成是由于各种内外致病因素的相互作用，导致脏腑功能失调、阴阳失衡，而出现气、血、痰、毒、虚几方面病理变化，最终形成癌症。

一、气血不和可以致癌

气血不和指的是气血不调和之意。中医所说的气有两种含义，一是指气体的气，如大自然界中的空气（中医又称之为天气），病见气喘或胀气等；另一是指人体的各种正常生理功能，如五脏中，心的生理功能称之为心气，肝的生理功能称之为肝气，脾的生理功能称之为脾气（或称脾胃之气），肺的生理功能称之为肺气。血为人体中之精华物质，源于水谷（饮食）。气血在人体中以调和为正常，如果气血失调，形成气滞血瘀，那就会发生气血凝结成块的证候。如明代徐灵胎说：“噎之症必有瘀血，顽痰逆气，阻隔胃气。”古人在论胎瘤时也谈到与瘀血积滞有关，如《外科金鉴》说：“胎瘤乃胎前孕妇积热，以致胞热，更兼瘀血，积滞而成……”

由此可见，不同部位的肿瘤可能来源于同一个元凶。现在中医应用“调和气血”“活血化瘀”的原则治疗肿瘤就是依其而定，并且收到了较好的效果。

二、痰湿不化可以致癌

人体中的正常体液，如胸膜腔及腹腔中的少量液体，中医称之为津液，若人体患病后体内存积的体液太多，一时不能排出体外，就会对人体产生毒害，称之为病理性液体，如胸水、腹水、脑积水、积聚在皮肉之间的液体，导致头面及四肢水肿，中医则称之为痰液，或称湿病。如果痰湿长久不化也会凝结成块，形成肿物或肿瘤。临床中诊断的痰核（脂肪瘤）等就是由于痰

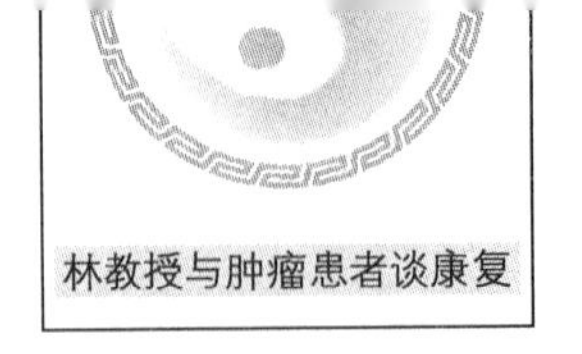

湿不化所导致的。

明代医学家皇甫中在《明医指掌》中述“若人之元气循环周流，脉络清顺流通，焉有瘿瘤之患也，必因气滞痰凝，隧道中有所留止故也”，其“瘿瘤”是指现在的“甲状腺瘤”或“甲状腺癌”。清代王维德在《外科证治全生集》中说“大者名恶核，小者名痰核”，是指现代的“恶性淋巴瘤”“肉瘤”等。这些均因痰湿不化而形成。

三、毒邪为患可以致癌

古人见到宫颈癌患者从阴道里流出的臭白带，晚期乳腺癌患处溃烂流脓流血，晚期食管癌患者从食管里吐出脱落的癌块组织。中医认为以上这些症状的出现都与毒邪侵入人体有关。

“脏毒”是中医对直肠癌的称呼，古人曾云：“脏毒者，蕴积毒久而始见。”华佗在《中藏经》中指出：“夫痈疽疮肿之所作也，皆五脏六腑蓄毒不流则生矣，非独因荣卫壅塞而发者也。”认为肿瘤的起因由脏腑“蓄毒”而生，也道出毒邪是发病的根本所在。

四、脏腑虚损可以致癌

人体的五脏六腑是维持生命活动的基本结构，可吸收水谷精微，运行气血，输布津液，使人体构成一个有机的整体。脏腑功能的失调与虚损，常可导致肿瘤的发生，影响机体的康健。而内因和外因都可使脏腑的功能失调。

1. 内因致癌

（1）七情内伤：七情就是指的喜、怒、忧、思、悲、恐、惊等情绪方面的变化。七情不舒可直接影响五脏的虚损，古人说：“大怒伤肝，大喜伤心……”又如《黄帝内经》上说：“喜怒不适……寒温不时，邪气胜之，积聚已留……”“隔塞闭绝，上下不通，则暴忧之病也。”明代《外科正宗》说：“癌由于忧思郁结，积想在心，所愿不遂，肝脾逆气，以致经络阻塞，结聚成结……”以上论述均说明了七情不舒有可能导致肿瘤发生。

七情致癌的中医原理与现代研究认为精神上的创伤可以导致肿瘤的发生是同一理论，它主要原因是影响了全身气血运行，降低了人体的抗病能力，从而使疾病发生。

（2）饮食不节：脾胃为后天之本，如果纵情口腹、饥饱无常，必致损伤脾胃。《医门法律》曾说："过饮滚酒，多成膈症，人皆知之。"《医学统旨》亦说："酒米面炙焙，黏滑难化之物，滞于中宫（胃肠道），损伤肠胃，日久不治，渐成痞满吞酸，甚则为噎膈反胃，得斯疾病人，不可轻视，必须早治。"古人有关这方面的论述很多，归纳起来，饮食不节导致肿瘤有三种原因：①过度饮酒，过食硬、冷、热、煎炸之物，长期食刺激物可伤及食管和胃，造成黏膜损伤，导致恶变；②多食肥甘厚味：多食厚味，"久则结为癥瘕"，现代医学经过研究也证明了大肠癌等发生与饮食中脂肪过多有关；③饥饱无常：饮食不加以控制，或暴饮暴食，或时饱时饥，或吃饭随心所欲，最易损伤脾胃。脾胃受伤则影响食物的消化吸收，影响气血循环，滞而结聚成瘤。

（3）劳倦所伤：《黄帝内经》上说："劳则气耗。"说明过度劳累之后应有适当的休息，否则易于损伤精气和使脏腑虚损。

（4）高年衰老，气血亏损：明代医学家申斗垣在《外科启玄》一书中说："癌发四十岁以上，血亏气损，厚味过多，所生者，十痊一二……"明代著名医学家朱丹溪亦说："噎膈反胃，各虽不同，病出一体，多由气血衰弱而成。"

2. 外因致癌

外感六淫不正之气为发生肿瘤的主要外因。风、寒、暑、湿、燥、火本是自然界六种气候正常变化的现象，简称"六气"。如果"六气"发生了异常变化（太过或不及）或人体抵抗力下降，就成了人体的致病因素，即称"六气"为"六淫"。如《黄帝内经》中说："八风之客于经络之中，为瘤病者也。"又说："寒气客于肠外，与卫气相搏，气不得荣，因有所系，癖而内着，恶气乃起，瘜肉乃生。其始生也，大如鸡卵，稍以益大，至其成，如怀子之状，久者离岁。"说明外感"六淫"不正之气，可以使人体发生肿瘤。从今天的临床实践来看，中医所说的六淫不正之气大致包括了现代医学中所说的生物（如细菌、病毒、寄生虫）、理化等多种致癌因素对人体的作用。

中医医学早于西医几千年就已认识到肿瘤的病因病机，并且在其发展中

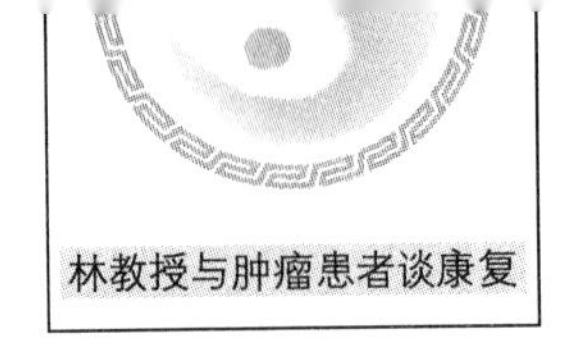

逐渐得到完善。虽然限于历史条件，有的地方不能讲述得十分清晰和完善，但依其理论和独特的治疗方法，已为历代及至今日的肿瘤治疗作出了巨大的贡献。

通过以上的介绍，可以了解癌症形成的原因和发展的一般规律，认识到肿瘤是一种现代社会的常见病和慢性疾病，通过中西医结合的现代综合治疗手段，有些肿瘤可以治愈，有些中晚期癌症应用现代手段不能治愈，但可以通过西医治疗，配合中医调摄、中药治疗，得到控制，或带瘤长期生存，延缓其发展，使患者生活质量得到很大程度的改善。

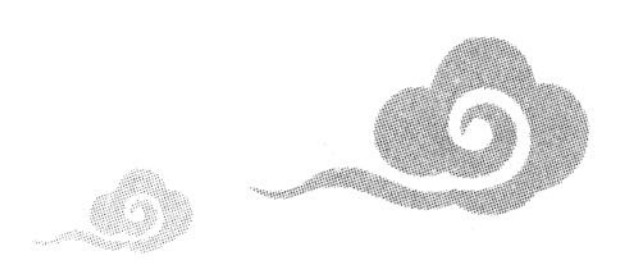

林教授指点中医康复治疗之良方

“扶正祛邪”有法宝，中西结合疗效佳

中医在肿瘤的治疗与调养中发挥着很大的作用，并且被越来越多的国内外人士所重视、应用。它积累了中医学千百年的经验，并对肿瘤有着较完善的认识和独特的治疗方法。中医对肿瘤所起到的作用是多方面的，比如病前的预防养生、病中的用药治疗、病后的康复调养等。不同阶段也有不同或相同的治疗方法，如中药疗法、气功疗法、情志疗法、天然疗法、饮食疗法、针灸疗法等，这些方法在各期起到很好的康复养生作用，其中中药治疗占有重要地位。

许多患者对于中药在配合手术、放疗中的作用不了解，他们经常会问：“既然手术已经切除了肿瘤，为什么还需要继续服用中药？”放化疗期间还能不能口服中药，中药会不会减弱化疗和放疗的治疗作用？放化疗结束后西医医生只让出院观察、定期复查，究竟还需不需要配合口服中药巩固疗效？化疗的间期可不可以出国，中药可不可以帮助恢复体质减少化疗或放疗的毒副作用等。

首先中药指导癌症康复有两个基本原则：一是治病先要辨证，整体观念是中医学的特点，中药应根据全身情况辨明证型后应用，中医认为肿瘤是全身疾病的局部表现，在治疗中要考虑到局部病灶，更要考虑到全身的虚实，这样用药才能起到效果；二是要分清标本缓急，“急则治其标，缓则治其本”

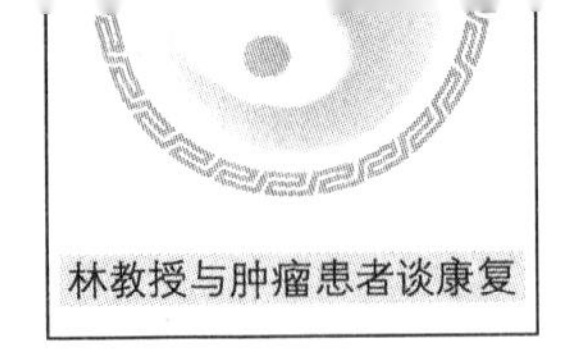

是中医用药的法则，“标”是疾病所出现的一些表现症状，如咳嗽、发热、出血、呕吐等，“本”是产生这些症状的根本原因，如肝胃不和、气血亏损等。在治病时力求于治根本，因为本质上的问题不解决，疾病不可能治愈。一般来讲，早期手术患者应加用中药，目的是补身体之虚弱；不能手术或手术后放化疗的患者应用中药，一是为了减轻这两种治疗所造成身体上毒副作用，二是通过中药的应用增强治疗的敏感性，提高治疗效果；以上中药治疗是起辅助作用的。但是到了晚期，在手术、放疗、化疗均不能奏效时，中药仍是个很好的选择，这时应用补益中药扶正来治身体的虚弱，应用抗癌中药祛邪来抑制肿瘤的生长蔓延；通过攻补的双重途径往往可以达到减轻症状、延长寿命之目的。另外在放化疗、手术间歇期和各种治疗完成之后应用中药治疗也是非常必要的手段，因中药可以调节机体的内环境，保证各脏器仍“正常运转”，从而达到防止复发及转移之目的。

一、手术与中药相得益彰

说到癌症的手术治疗，患者或家属可能会问：既然手术切除了肿瘤，为什么还需要继续服用中药?

“综合治疗优于单纯治疗”。这是目前越来越多的医务工作者从多年经验和实验研究得出的新论点。

综合治疗可以弥补单纯治疗的不足，患者是否能在同等情况下延长生存时间的关键在于选择合理的治疗，中药治疗是综合治疗的手段之一。

为何要在手术前后用中药?其原因有二：

首先，术前应用中药可以增加手术的切除率，改善患者的营养状况：当检查出肿瘤时，希望能尽快手术，这是每个人的愿望，但手术之前往往需要进行一些必不可少的检查，以明确该患者是否有条件手术。在准备手术期间应用中药扶正治疗，可以增强患者的机体营养状况，有利于手术的进行，这是每个等待手术的患者都乐于接受的。近期一些实验还观察到一些扶正中药的另一个作用：即在术前应用中药的患者术中病理发现肿瘤周围有抗肿瘤的免疫细胞出现，对肿瘤细胞还有不同程度的杀伤力，这在未服中药患者中没有发现。这一发现还证实了应用中药可以在增加机体防御功能的同时抑制肿瘤的发展。所以术前用中药更有利手术的切除，也可在一定程度上达到防止转移的目的。

其次，手术后的中药治疗有利于身体恢复。手术后应用中药治疗的意义也许无需多讲，大家都知道任何手术都会伤及气血，特别是肿瘤患者的手术清扫面较大，而且由于术前肿瘤的恶性增殖，患者都比较衰弱，因而若空等自身痊愈，进程缓慢。而通过合理的调养可使其迅速恢复。很多患者术后不久又要进行放化疗，唯有配合中药治疗才有可能更好、更早地使身体康复。

近年来，通过越来越多的临床和实验还证实，手术后应用中药可以减少肿瘤患者的复发转移。术后中药一般以调补气血为主，根据不同患者可酌情辨证用药，术后的长期中药调理是十分有好处的。因为肿瘤的发生多均有内外因素，外因可以改变环境，而内因则靠调理用药。这样通过中药补益身体的同时，又可提高免疫功能。长期应用还需增加适量抗癌中药清除体内癌细胞的残存，从而达到延年益寿的目的。中国中医科学院广安门医院曾对肺癌胃癌术后用与不用中药的长期生存期进行对比观察，发现中药的应用明显提高了 3 年及 5 年生存率，与不用中药相比差异十分显著。随着近年中药的广泛应用，这样的结果在全国多有报道。

二、放疗与中药相互扶持

放射治疗（简称放疗）是一些肿瘤的主要治疗手段，如鼻咽癌、食管癌、淋巴瘤、宫颈癌等，也是其他一些肿瘤的辅助治疗手段，并且往往能起到较好的效果，美中不足的是该治疗的不良反应往往持续很长时间，而且只能在局部治疗，无法顾及全身。

中药的应用可以弥补该治疗的不足，主要体现在以下几个方面：

1. 减轻放疗副作用

放射线治疗多耗损体内津液，可以产生一些全身及局部症状，使患者十分痛苦。比如头颈部放疗后的长期口干咽燥，使患者不得不与水杯为伴。又如有患者因放疗后产生的放射性肺炎，每日咳喘，长期不愈，致肺功能极差，极易出现其他合并症等。患者常常不惧怕放疗期间的大量射线，却因其不良反应难以忍受而停止治疗。

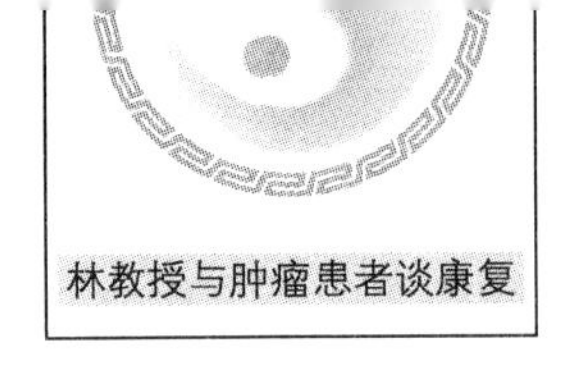

全身反应：放疗可产生一些热毒伤阴现象，如口干、咽干、心烦、气短、乏力、纳差等。还可以引起血象下降。中药以滋阴清热、凉血补血方法治疗可以明显减轻其副作用。如福建潘明继教授报道了“扶正生津汤”配合鼻咽癌放疗 150 例，证实了中药滋阴、凉血、生津、润燥效果显著，克服了上述不良反应。

局部反应：不同部位放疗可引起相应部位的局部反应，如皮肤的红肿、干裂甚至破溃，口腔咽部的干燥无津液，肺部的放射性炎症和纤维化及放射性肠炎、膀胱炎，出现上述情况均可根据情况应用中药。如皮肤干燥可以莪术油软膏、生肌玉红膏、京万红软膏等调配涂用，口腔干燥可用金银花、麦冬、胖大海、菊花等中药泡水代茶频服，放射性肺炎、直肠炎等可根据不同部位与症状应用清热解毒、滋阴润燥的中药调治。

总之，临床实践证实，中药可以对抗放疗的不良反应，明显减轻患者的痛苦。

2. 放疗的增敏作用

所谓放疗的增敏作用就是指提高放疗的疗效，近年来通过实践和临床观察总结出来，中药可以起到增敏作用原理是活血药的应用可以明显改善癌细胞的乏氧状况，从而使放疗的效果因氧的增加而提高。因此建议在放疗的同时应该适当加用活血化瘀中药。

三、化疗与中药互补互助

化疗即是通过应用化学药物对人体的肿瘤进行治疗。化疗药的应用已有 40 多年的历史，而且在治疗癌症方面取得了很好的效果。它可以用于局部和全身治疗，是肿瘤当前的几个主要治疗手段之一。但是由于化疗毒性较大，对正常细胞有损伤，往往使患者因药物的不良反应而被迫中止用药，影响治疗效果。

化疗药所出现的不良反应主要表现在以下几个方面：

（1）消化道反应：恶心、呕吐、食欲不振，腹痛、腹胀等。

（2）血象下降：化疗中及化疗后可产生白细胞降低、血小板降低，也可出现全血减少，这时患者多表现出全身倦怠乏力、心慌气短、易出血等症状。

（3）免疫抑制：主要是指全身的防卫功能下降，可能没有明显的症状表现，但全身的抵抗力下降，则易于外感或患其他疾病。

（4）其他反应：心、肝、肾功能毒性，神经毒性等。

对于以上的不良反应医学界十分重视，希望能有药物来改善化疗药物的毒性，从而提高治疗效果。西医界目前采取的多种办法均是单一用药来弥补这些不良反应，如恶心可服止吐药，血象低可以输血及用补血药等，这些药物的应用确实有一些效果，但不能从根本上解决问题。而中医学恰恰是从根本上充分发挥了作用。

中医视人体为一个有机的整体，其是通过辨证来综合组方的，而不是头痛医头、脚痛医脚的单一用药。中医认为化疗多伤及人之气血与脾胃而致脾胃不和、气血亏损，故产生上述的化疗不良反应，治疗上故以应用调理脾胃、补益气血的扶正培本为治则。

实践证明了中医中药的优越性。中药与化疗并用可大大减轻化疗的毒副反应，从而提高化疗的完成率，提高患者的生存质量，而且近年也有许多经国家批准的药物供应给患者。如中国中医科学院广安门医院的“健脾益肾冲剂”“生血口服液”，肿瘤医院的“贞芪扶正冲剂”等均做过大量临床实验工作，证实中药可以使化疗患者血象多保持正常，减少消化道反应，提高化疗的完成率。

另外，中药在化疗期间的应用不但可以减轻化疗的不良反应，还可增强化疗效果。临床发现肿瘤患者化疗合并用中药组比不用中药组提高了生存时间和疗效，为分析原因又进行了大量动物实验，实验中也发现应用化方同时应用扶正培本的中药可以使动物肿瘤缩小得更为明显。目前，正进一步研究哪些中药与哪些化疗药合用可以起到增效作用。中药还有提高免疫功能等作用（见相关章节），它的应用可以减轻化疗所产生的免疫抑制等副作用。

例如：安某，女，为右肺小细胞肺癌，收住中国中医科学院广安门医院。用化疗药威克、顺铂两种药治疗，前3周化疗不良反应明显，恶心、呕吐，不思饮食，第3周终因血象下降（白细胞 3×10^9/L）、一般情况差、卧床、生活不能自理而停止用药。停药后改用中药扶正治疗。2周后（即第5周）血象正常，食欲明显好转，生活能自理。继行3周化疗，并服中药以补气养血、健脾和胃，化疗中仅有轻度消化道反应，化疗后消失。血象始终［白细胞（4～6）×10^9/L］保持正常，患者的生活状况良好，生活可以自理，化疗效果明显。

由此可见，通过辨证论治对化疗患者应用中药不是只解决某一方面的问题，而是通过调整机体的内环境而达到全身调补的效果，使患者各方面的不适均能得到改善。

所以，提醒饱受放化疗病痛的肿瘤患者，切莫忘记应用我们祖先千百年来积累的经验。

四、中药治癌不伤正，扶正祛邪疗效佳

肿瘤的发生是机体本身虚弱，内环境调节出现了异常，在一些外界因素影响下就会发生癌变。明代医学家李中梓用“积之成者，正气不足，而后邪气居之”来概括，故提倡用“养正积自消”的治疗原则。这就是沿用至今日被众多医生推崇的、也是为患者所欢迎接受的“扶正”的治疗，以扶正达到祛邪之目的。肿瘤虽经手术、放化疗而消除了大部分，但体内的致癌因素尚未彻底根除，残存的癌细胞尚存于体内，这些不易以客观指标反映出来的微细环节极易被人们所忽视和遗忘，致使有复发、转移情况的出现。

中药的应用可以在很大程度上解决这个问题，原因在于：

（1）中药的扶正作用：有扶正作用的中药可以调节机体的内环境，提高机体免疫功能，重建身体内部的平衡。在这方面国内资料报道很多，大量患者服用中药后一些免疫生化指标逐渐正常。目前美国、日本、英国、韩国等国家也越来越多地开展这方面的研究，并且证实了中药可以提高内分泌功能，调节体液平衡，改善机体的物质代谢等。中药通过调节人体气血、阴阳、脏腑、经络之功能使内环境平衡，这个作用可以从根本上解决问题。可谓“正气内存，邪不可干”。

（2）中药的祛邪作用：用与不用中药的患者生存期有着很大差异，如武汉军区总院报道了中西结合治疗淋巴瘤生存 5 年以上者均为长期服用中药的患者。辽宁省肿瘤医院、中国中医科学院广安门医院、常州市人民医院分别报道了 240 例、200 例、77 例胃癌术后合并化疗，中药与单纯化疗相比 5 年

生存率均明显提高。上海中山医院报道400例肝癌中西结合治疗1年后，生存率提高明显。

手术、放化疗都有一定的适应证和局限性，因为都是采取“攻”的手段，也带来了一定的不良反应。如果在患者治疗的间歇期和治疗后的康复期给予辨证扶正祛邪的中药治疗，可以提高疗效，减少复发转移情况的发生，达到延长寿命的目的。当然，治疗后1年、2年、3年……都需要用什么中药，需用多长时间，应请教有经验的中医专家，让他们给予合理的指导。

五、中医药在晚期肿瘤治疗中占优势

综合治疗是目前肿瘤治疗的发展方向。如果能根据不同的病种、不同的部位、不同的时期选择合理的治疗方案，就可以收到最好的治疗效果。当病属晚期时，手术机会多已丧失，由于身体的虚弱和治疗敏感性的差异，大多数患者又失去了放化疗的机会。这些在国外被认为只有给予营养维持生命的患者，在国内常被医生们劝说去尝试“中药治疗”。这样的劝说是推诿还是确实可行呢?

近50余年大量的临床实践证实，辨证应用中药治疗晚期肿瘤患者的确有很好的疗效，它不仅因为“可以治疗”的决定给患者带来了生存的希望，更重要的是通过“扶正”治疗提高了晚期患者低下的免疫能力，改善了他们身体虚弱的生存状况，“祛邪”治疗还可以不同程度地抑制癌细胞的发展和转移，从而使病情得到控制，症状得到改善，生存时间得到了延长。在临床上这样的病例是很多的，例如：

已诊为膀胱癌的李某，周身水肿，不能小便，无奈情况下求治中医，经用人参、黄芪、核桃枝、白花蛇等中药同时导尿治疗，半年后症状缓解，至今已独立生活5年。

郭某，晚期肺癌合并胸水，西医估计生存期半年，转中医治疗，给予扶正抗癌中药治疗现已4年，一般情况好，生活可以自理。

姚某，女性，肺鳞癌合并胸水及心包积液，在西医院化疗无明显疗效，3次抽心包积液，症状无改善，憋气明显，发热，转中医治疗，中药利水益气抗癌治疗至今约2年，能坚持半日工作。

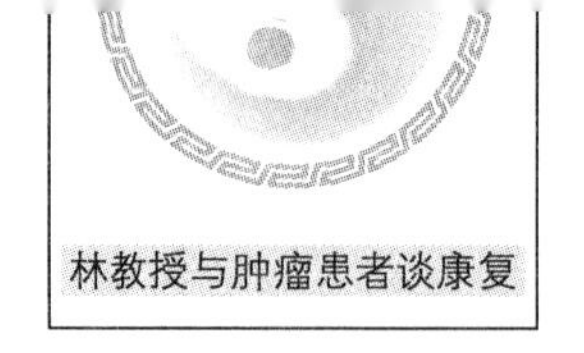

王某，男性，31岁，胃癌晚期腹腔多处转移，考虑病情较晚未用化疗，目前中药治疗已3年，身体一般情况尚好，可正常工作。

类似病例，在治疗肿瘤的中医医院均可列举不少。

根据临床经验来看，中药所以能给晚期肿瘤患者带来福音，关键有二：一是扶止中药能补益身体之不足，能提高机体的免疫功能，调节机体的内部平衡，使机体更趋于正常人水平；二是中药本身有抗癌作用，中药的抗肿瘤作用已经逐渐被公认，而且很多化疗药如喜树碱、长春花碱、三尖杉等本身就是中药提取物。中草药如黄芪等不但有抗癌，还有扶正的双重作用，中药抗癌的优点在于不伤正，使晚期衰弱患者易于接受。"扶正祛邪"治疗是中医治肿瘤的精髓所在，它的作用显然优于单一的营养输入，也优于对情况本来就虚弱的患者一味地放化疗。

六、中医辨治若得当，单方验方也有效

散落在民间的单方、验方、秘方疗法是中医学伟大宝库的重要组成部分。不少验方、单方来源于民间，经历了时代的考验，用之得当，疗效确切，因此有很好的群众基础。临床上经常有患者或家属拿着传抄或口头得来的单方和验方来咨询，某某药疗效如何，符不符合自己体质，放疗期间或之后，哪个时间点服药更好等诸多问题。笔者认为，中医辨治若得当，合理配合单方和验方，癌症的康复治疗往往能提高疗效，从中受益。

在这里，搜集了临床上常见、也行之有效的单方和验方，供大家参考。

1. 食管癌单验方

（1）五噎丸：治胸中久寒呃逆，逆气饮食不下，结气不消。

干姜、蜀椒、吴茱萸、桂心、人参各五分，细辛、附子各四分，橘皮六分，上药为末，蜜和丸，如梧子大。以酒服三丸，日三；不止，稍加至十丸。（选自《千金方》）

（2）五噎散（仁存方）：治五噎，食不下，呕哕痰多，咽喉噎塞，胸背满痛。

人参、半夏汤炮七次，桔梗去芦剉炒，沉香不见火，炙甘草半两，枇杷叶拭去毛，生姜七片，煎至六分，食后温服。白豆蔻、木香不见火，杵头

糠、白术、荜澄茄、干生姜各一两，上药为细末，每服二钱，水一盏。（选自《三因极一病证方论》）

（3）噎塞膈气，威灵仙一把、本酢蜜各半钱，煎五分服之，吐出宿痰愈。（民间验方）

（4）治气膈噎食：用隔山消二两、鸡肫皮一两、牛膝、南星、朱砂各一两、急性子二钱为末，炼蜜丸，小豆大，每服一钱，淡姜汤下。（民间验方）

（5）噎膈方：慈菇（以野生者为佳）半斤，蟹骨 1 两（煅研末），蜂蜜 4 两。慈菇洗净切片，用净水 2 碗，煎去 1 碗，去慈菇，纳蟹骨末及白蜜拌匀，再煎数沸取起。每次服两汤匙，每日服 3 ~ 5 次。服完后如法再制。约服 10 剂，吞咽如感觉自如，再服 10 余剂，可痊愈。（民间验方）

（6）核桃树枝糖浆：核桃树枝（取嫩枝）5 斤，蜂蜜半斤。制法：将核桃树枝放在砂锅内，再水淹没树枝一指浸泡，用温火煎熬 10 个小时左右，滤过去渣，药汁再置砂锅内，继续温火下煎半小时，然后加蜂蜜半斤熬成糖浆。用法：每次 10 ~ 15 毫升，每日 3 次，饭前口服，连用 3 ~ 6 个月。（民间验方）

（7）冬凌草液：将冬凌草生药 30 斤，加 3 倍量水，煮沸后 1 小时过滤，药渣再加 2 倍量水，再煮沸 1 小时过滤，合并滤液浓缩至 3000 毫升，每毫升含生药 5 克，每次 10 毫升，每日 3 次。（民间验方）

（8）取非菜或韭菜根，洗净捣汁，每次取此汁 1 匙，和牛奶半杯，煮沸，乘温缓缓咽下，每日数次。（民间验方）

（9）大活鲫鱼一尾，去肠留鳞，大蒜切细，填入鱼腹，纸包泥封，烧存性，研成细末，做成丸状，每服 1 钱，以米汤送下，每日 2 ~ 3 次，对食管癌初起有效。（民间验方）

（10）石打穿 1 两，急性子 1 两，蛇六谷 1 两（先煎），煎汤服用。（民间验方）

2. 胃癌单验方

（1）大半夏汤（张仲景方）：治反胃呕吐。

半夏二升洗，人参三两，白蜜一升，上三味以水一斗二升，和蜜扬之二百四十遍，煮约取二升半，温服一升余，分再服。（选自《金匮要略》）

（2）反胃膈气：壁虎七个，砂锅炒焦，木香、人参、朱砂各一钱半，乳香一钱为末，蜜丸，梧子大，每服七丸，木香汤下。早晚各一服。（民间验方）

（3）反胃吐食：刺猬皮烧灰酒服，或煮汁，或五味淹炙食。（民间验方）

（4）猕猴桃根一两半，山葡萄根一两半，白茅根一两半，水煎服。（民间验方）

（5）向日葵髓心 6 ~ 8 克，每日水煎当茶喝，对胃癌有效。（民间验方）

（6）威灵仙醋汤：威灵仙一把，米醋半碗，蜂蜜半碗。一起熬喝，吐出大量宿痰，多服几次，胃癌、食管癌可治愈。（民间验方）

（7）带壳的菱 5 ~ 10 个（野菱 10 ~ 15 个），切碎放砂锅内加水文火煎，煎成藕粉糊状，频频饮服。（民间验方）

（8）活蟾蜍 9 只，加 3 斤黄酒，隔水煎 2 小时，每服 15 毫升。（民间验方）

（9）鲜牛蒡根煮食，对胃癌有一定作用。（民间验方）

（10）棉花根全根，切碎，每日 2 两。（民间验方）

3. 肝癌单验方

（1）癥瘕鼓胀：三棱煎。用三棱根切一石，水五石，煮三石，去渣更煎，取三斗三石，加入锅中重汤煎，如稠糖，密器收之。每日酒服一勺，日二服。（选自《活幼口议》）

（2）痃癖气块：草三棱、荆三棱、石三棱、青橘皮、木香各半两，肉豆蔻、槟榔各 1 两，硇砂 2 钱为末，糊丸梧子大，每姜汤服 30 丸。（民间验方）

（3）活蚯蚓（最好是韭菜地里的）、芭蕉根各等量，捣碎贴肝痞处，多贴几次为好。龙葵、十大功劳叶 30 克，水煎服，每日 2 次。（民间验方）

（4）腹中痞积：水红花或子各一盏，以水三盏，用桑柴文武火煎成膏，量痞块大小摊贴，仍以酒调膏服，忌腥荤油腻之物。（民间验方）

（5）痃癖如石，在胁下坚硬，生商陆根汁一升，杏仁一两，浸去皮捣如泥，以商陆汁绞杏泥，火煎如饧，每服枣许，空腹热酒下，以利恶物为度。（选自《千金方》）

（6）八月札 1 两，石燕 1 两，马鞭草 1 两，水煎服。（民间验方）

（7）猕猴桃鲜根 2 ～ 4 两，鲜水杨梅根、鲜野葡萄根各 2 ～ 3 两，半枝莲 1 两，凤尾草、白茅根、半边莲各 1.5 两，水煎服。（民间验方）

4. 乳腺癌单方

（1）乳腺癌初起以犀黄丸，每服 3 钱，酒送，10 剂痊愈。或以阳和汤加土贝 5 钱，煎服数日可消。（民间验方）

（2）化岩汤：治乳岩。茜草根一钱，白芥子一钱，人参一两，忍冬藤一两，黄芪一两，当归一两，白术（土炒）二两，茯苓三钱，水煎服，每日 1 剂。（选自付青主《青囊秘诀》）

（3）猪殃殃一两，水煎，加红糖适量，分 3 ～ 6 次服，每日 1 剂，可长期服。（民间验方）

（4）兔耳草鲜根 3 ～ 4 条，捣烂，和适量烧酒，浸泡后，去渣饮酒，分 3 次一天服完，同时取渣敷患处，并覆盖兔耳草叶，每日 1 次，1 周为 1 个疗程，一般用 2 ～ 4 个疗程。（民间验方）

（5）胡桃、全蝎各 6 个，共研末，分 6 等份，一次服 1 份，每日 3 次，用黄酒咽下。（民间验方）

（6）穿山甲用火烤，干研细末，每次服 1 小勺，每日 2 次。（民间验方）

（7）治乳癌方：乳香、没药、五倍子各 2 两，昆布 5 钱，鸦胆子少许（去壳），加醋 2.5 斤，用慢火熬成软膏状后，量患处大小摊在纱布上敷。（民间验方）

（8）治乳癌溃烂方：蒲公英、全蝎各 1 两，大蜈蚣 1 条，血余 5 钱，雄黄 7 钱，醋泛为丸，梧子大，每服 2 钱，白酒送下。（民间验方）

（9）治乳癌溃烂方：壁虎蛇 2 条，浸香油内，2 个月后，用鸡毛蘸油涂患处。

（10）猪殃殃草（鲜）捣烂贴敷，每日换 3 次。（民间验方）

5. 子宫癌单验方

（1）鲜石见穿、鲜六月雪、鲜墓头回各 1 两，鲜香附 5 钱，煎汤，每日 1 剂，分 2 次服。（民间验方）

（2）紫草根 2 两，水煎服，每日 2 次，早晚空心服。同时紫草 1 斤煎水

去渣，制浸膏涂患处。（民间验方）

（3）鲜核桃树枝1尺，鸡蛋4个，加水煮，蛋熟后，去蛋壳再煮4小时，每次吃两个鸡蛋，每日服2次，连续吃。（民间验方）

（4）白花蛇舌草37.5克、半枝莲37.5克、白茅根37.5克、冰糖37.5克，水煎服，每日3次，饭前半小时喝，长期服用。（民间验方）

（5）石榴连皮带子捣碎，仙人掌洗净后捣碎，各吃3钱，轮流吃，每天服4次，每饭后40分钟服，睡前再服1次。（民间验方）

（6）治绒毛膜上皮癌，恶性葡萄胎：凤尾草60克，水杨梅60克，向日葵盘1只，水煎服，每日1剂，连用6个月。（民间验方）

（7）治绒毛膜上皮癌及恶性葡萄胎：①山稔根60克，八月札60克，白花蛇舌草60克，水煎服，每日1剂。（民间验方）②葵树子60克，八月札60克，半枝莲60克，穿破石60克，水煎服，每日1剂。（民间验方）③白花蛇舌草、三叶木通、岗稔根各2两，水煎服。（民间验方）

（8）治恶性葡萄胎：半枝莲2两，龙葵1两，紫草5钱，水煎分2次服，每日1剂。（民间验方）

6. 白血病单验方

（1）白花丹根、葵树子、白花蛇舌草、马鞭草1两，夏枯草5钱，煎煮浓缩成浸膏，制成18小丸，每天3次，每次6丸。（民间验方）

（2）鲜猪殃殃全草2～4两，猕猴桃根1两，索树果0.3～1两，水煎服。（民间验方）

（3）野苜蓿5钱，水煎，每日分2次服饮。（民间验方）

（4）蒲葵子1两，红枣6枚，水煎，每日分2次服，连服20剂为1个疗程，此方对幼稚型白细胞增生有明显的抑制作用。（民间验方）

（5）当归芦荟丸：当归30克，黄柏30克，龙胆草30克，栀子30克，黄芩30克，青黛15克，芦荟15克，大黄15克，木香9克，共为细末，炼蜜为丸，每丸重6克，每日服3～9丸。（民间验方）

（6）青黛散：青黛、雄黄以9：1重量比混合研细后加4%吐温-80制成，每日10克，分3次口服。（民间验方）

（7）鸡血藤1两，长期水煎服。（民间验方）

（8）黄根30克，鲜猪胃适量水煮，每日1剂，分2～3次服。（民间验方）

7. 肺癌单验方治疗

（1）七叶一枝花切极细碎装入胶囊中，视体质强弱而定，一次2～5枚胶囊不等，每日2次白开水、黄酒送服。（民间验方）

（2）棉花根1两，山海螺1两，补骨脂5钱，天葵子5钱。

（3）半枝莲、白英各1两，水煎服。

（4）无花果1两，水煎服。（民间验方）

（5）玳瑁、海藻、龟甲各15克，鸦胆子7.5克，蟾酥0.6克，将前4味放新瓦上，上复一新瓦，放在炭火上焙至黄色为度，研细为末，加蟾酥研匀备用，每次服0.6克，装胶囊中，每日2次，白开水送服。（民间验方）

（6）麻油150克，生姜150克，菠萝心150克，杉木225克，米酒1碗，白公鸡1只，以上各物和公鸡一起加水5碗，在文火上把鸡煮熟。鸡肉连汤一起食用。（民间验方）

（7）牛蒡子5钱，乌骨藤1两，薏苡仁1两，枇杷叶1两，白花蛇舌草1两，雀梅藤1两，水煎服。（民间验方）

8. 鼻咽癌单验方治疗

（1）南沙参、炙鳖甲各12克，木莲果2个，石菖蒲6克，土贝母、夏枯草、苍耳子、天花粉、玄参、苦丁茶、山豆根、山慈菇各9克，水煎服，用时食用龟、鳖、白木耳、百合等。（民间验方）

（2）猫人参3两，辛夷5钱，苍耳子5钱，藁本5钱，皂角刺5钱，金银花5钱，活血龙5钱，白金龙5钱，水煎服。（民间验方）

（3）全蝎9克，研细末，一次3克，每日服3次。（民间验方）

（4）白花蛇舌草4两，紫草根1两，水煎服。（民间验方）

（5）紫草40克，水煎服，每日1剂。（民间验方）

（6）石上柏60克，瘦肉60克，加水6～8碗，煎至一碗半，分1次或2次服之，每日1剂，20天为1个疗程。（民间验方）

（7）鲜野荞麦30克，鲜汉防己30克，鲜土牛膝30克，水煎服，每日1剂。灯心草捣碎，口含。垂盆草捣烂，外敷。（民间验方）

9. 皮肤癌单验方

（1）紫硇砂 3 钱，轻粉，雄黄、硼砂、大黄、冰片各 5 分，共研细末，香油涂患处。（民间验方）

（2）水蛭、芒硝、雄黄、大黄各等量，研细末和醋调配，敷患处。（民间验方）

（3）蟾酥软膏：取蟾酥 10 克，溶于 30 毫升清洗液中，加入 40 克磺胺软膏，调匀，每次适量外敷癌痛处。（民间验方）

（4）皮癌净膏：砒霜 7 份，指甲 1 份，头发 2 份。制法：用大枣挖出核，将上 3 种药混合放入原核之空隙内。外用发面包裹的鸡蛋大小，然后用瓦片平放在地上，用柴火烧 2 小时即可，烧后剥开枣，内呈丝状者为佳，研成细末，用麻油或凡士林配成 20.40% 软膏外用。（民间验方）

（5）醋莪术 10 克、醋三棱 10 克，水煎服，每日 1 剂。（民间验方）

（6）藜芦糊剂：藜芦 30 克，生猪油 30 克。将藜芦碾碎过 120 目筛，后捣匀于猪油之中，成糊。用时取之涂于疮面或涂于纱布上敷贴患处，每日换 1 次。（民间验方）

10. 肠癌单验方

（1）鲜猕猴桃根 2 两，加瘦肉 2 两，水煎服。（民间验方）

（2）鲜白花蛇舌草 4 两，鲜白茅根 4 两，水煎服，红糖引。（民间验方）

（3）活蛤蟆 1 只剥皮，煎成 100 毫升汤液分 3 次服，每天 1 只。（民间验方）

（4）穿山甲 40 克，龟甲 40 克，烤干研细末，麝香 2 克研细末，每次 4 克，用绿茶水服下。（民间验方）

（5）生大蒜头半斤，去衣，浸白干酒，或高粱酒二瓶半，酒须高出蒜面 1/3，浸约 1 年，愈陈愈佳，早晚空心饮一小杯。（民间验方）

11. 其他癌症单验方

（1）卵巢癌：白英、龙葵、马鞭草、蛇霉各 37.5 克，水煎服，每日 1 剂，每日 2 次，早晚空心服。（民间验方）

（2）膀胱癌方：猫人参 3 两，苦参 3 钱，银花 5 钱，龙胆草 5 钱，白芷 5 钱，竹鞭三七 5 钱，石蚕 5 钱，一支香 1 钱，白金龙 5 钱，活血龙 5 钱，

水煎服。(民间验方)

(3)胰腺癌方：佛甲草2～4两，荠菜3～6两(鲜品)，加水同煎，早晚每日一剂。(民间验方)

(4)声带癌方：白英1两，诃子3钱，蛇霉1两，玉蝴蝶1对，水煎服。(民间验方)

(5)唾液腺癌：蛇蜕、露蜂房、全蝎各等份，共研细末，每日3次，每次服3克。(民间验方)

(6)血管肉瘤：木瓜15克，虎杖30克，小红参30克，薏仁30克，半夏15克，金银花15克，水煎服。(民间验方)

(7)癌性胸腹水：生龙葵600克(干品160克)，水煎服，每日1剂，当茶饮。(民间验方)

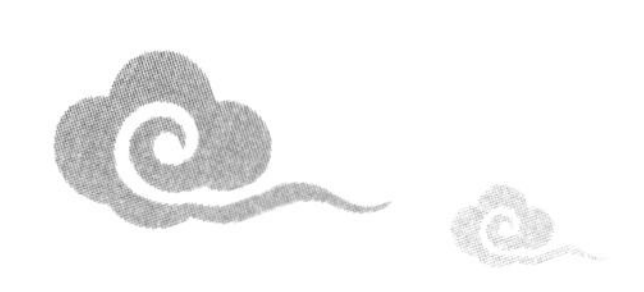

林教授指点饮食与运动养生保健之良方

食疗保健守法度，抗癌美食常品尝

食疗是通过饮食来达到防病、治病、延年益寿的功效，它是中医学的一个重要组成部分。相传远古时期没有医和药之分，我们的祖先把收集来的动植物仅用于充饥，但经过不断的重复、尝试，不断总结和积累与疾病作斗争的经验，才逐渐分清了食与药，同时也发现了既可以食用又能治病的药用食物，这就是上古时期中华民族的祖先对药和食的“启蒙”认识。

食疗需要注意两个原则：一是明确自我身体状况，阴阳盛衰、虚实寒热；二是了解食物和药膳的性味与功能。只有这样才可以合理调补，避免盲目性，达到切实的效果。

下面给大家介绍一些常用抗癌药用食物。

1. 香菇

香菇，一名香蕈，多寄生于松、桐、柳、枫、枳等树上，通常都为人工培养。春夏秋冬均可采收，但以冬天所采的质量最佳，其肉厚边圆，味芳香持久。香菇的种类很多，常见的有合蕈、松蕈、麦蕈、稠青蕈、紫蕈和杜蕈，其中合蕈雪后采收，松蕈出于松树，麦蕈生于溪边，稠青蕈朵小如蕊珠，色白圆莹如滴乳，诸种皆为食中上品，唯有紫蕈色赭紫，为下品。还有杜蕈，俗称土菌，有毒不可食用。

香菇是一种很受人们欢迎的高级食用菌，从营养角度讲，因其含有丰富的蛋白质，营养价值高，故有“千菜之王”的美称。从治疗角度讲，它不但可治疗很多普通疾病，而且还能抗癌。中医认为，本品有补气益胃、托痘毒之功效，可以治疗气短乏力、食欲不振、小便频数或不禁等症，亦可用治小儿痘疹干瘪、体虚难出之症。现代医学认为香菇中的麦角甾醇，无论用日光或紫外线照射皆可以转变为维生素 D，故为抗佝偻病的要药；还认为本品含有核酸类物质，对胆固醇有溶解作用，故具有降血脂的作用。

现代医学药理发现，香菇浸出液中所含的六种多糖体，其中有两种具有强烈的抗癌作用，对肿瘤的抑制率可达 70%；又发现，香菇里含有干扰素的诱导剂，这种物质可诱导人体干扰素的产生从而达到抗癌作用；还发现香菇内所含的纤维素和铁元素最丰富，而二者从各自的角度分析均有一定的抗癌作用。因此说香菇是一味较理想的防癌抗癌食物。

2. 银耳

银耳为银耳科植物银耳的子实体，俗称白木耳。本品所以得此名，是因其色白状似人耳。银耳寄生于朽腐树木上，多产于南方各省。干燥的银耳呈不规则的块片状，由众多细小屈曲的条片组成，外表黄白色或黄褐色，微有光泽，质硬而脆，有特殊气味，以干燥、黄白色、朵大、体轻、有光泽、胶质厚者为佳。本品收缩性能显著，遇水膨胀，可为干燥时体积的 25 倍。银耳为一种食药兼用的滋补强壮佳品，不管作药作食，均要先将其用冷水发胀，然后洗净，剪去根部泥沙及杂质再用，这种加工好的白木耳即“水发银耳”。

银耳味甘淡、性平，主要功效是滋阴润肺、养胃生津、清热止血。临床常用治肺虚有热、肺燥咳嗽、痰中带血、咯血衄血，老年性喘息及肺结核等症；亦常用治久病及热病后期，体虚气弱、虚热口渴、食欲不振等病症。除此以外本品还是治疗血崩、胃出血、痔疮出血的良药：临床上治妇女血崩，常以白木耳 15 ~ 30 克隔汤炖或饭锅上蒸，膨胀糜烂后，酌加冰糖，分 3 次一日服完；治胃出血，常以白木耳 15 ~ 30 克用水泡发一夜，然后煮烂，加白糖适量，分 3 次一日服完；治痔疮出血，常以白木耳为末，每次服 1 匙，每日服 3 次。

现代药理研究发现银耳具有一定的抗癌作用，并能减轻癌症放化疗后的反应。银耳之所以有这些效用，与银耳中所含成分有密切关系：银耳中所含的酸性异多糖和中性异多糖，对癌瘤的抑制率在45% ~ 91.7%；同时银耳多糖还能提高机体的免疫功能，减轻放化疗对人体的损害，促进受损造血系统造血功能的恢复，所以临床常以银耳配合相关食、药治疗各种癌症。

常见的抗癌试用方：

（1）肺癌：白木耳6克，十大功劳叶15克，天南星（制）9克，仙鹤草、半枝莲、鱼腥草各30克，人参6克，杏仁12克，水煎二次，分早晚服，每日一剂。（经验方）

（2）胃癌：白木耳6克，人参9克，乌梅30克，白僵蚕、鸡内金、八月札各12克，生山楂18克，白花蛇舌草30克，蒲公英24克，蜈蚣2条，水煎二次，分早晚服，每日一剂。（经验方）

（3）放、化疗所致阴虚患者：银耳9克，每天炖冰糖服，连服2 ~ 3个月。本方对鼻咽癌放疗热性反应及肝、肺、白血病、骨髓性肿瘤病等中晚期出现肾阴虚者，用之颇佳。（摘自《中西医结合杂志》1985年第2期）

3. 猴头

猴头是一种食用菌类，它是担子菌纲多孔菌目齿菌科猴菇菌的子实体，由于全身布满针状肉刺，看上去很像猴子的头，所以有此名称。猴头为食用真菌中颇为名贵的品种，因其肉嫩味鲜，营养价值很高，所以向来与熊掌、燕窝、鱼翅并称山珍海味。市场上常见的猴头菌有三种类型：鲜品、干品、罐头制品，食用起来最方便的要属猴头罐头。

从中医角度讲，本品味甘、性平，有补脾胃、助消化、利五脏的功效，常用其治疗脾胃虚弱、消化不良、食后腹胀、嗳腐气、吐酸水等病症，以及胃脘痛（胃及十二指肠溃疡所致）和神经衰弱症。

近年来，药理研究发现猴头所含的多糖及多肽类物质具有抗癌作用，尤其是对胃癌有较明显的疗效；同时发现本品能提高淋巴细胞转化率，升提白细胞，增强人体免疫功能。据报道，我国从1975年开始以有人猴头菌片治疗消化道肿瘤，另据报道，用猴头菌治疗胃癌、贲门癌等消化系统恶性肿瘤有较好疗效。

下面介绍几种试用猴头菌及加工制品治疗癌症的方剂和药膳：

（1）癌症手术恢复：猴头（干品）150克，切片与肉、鸡或鸭共煮食。

（摘自《抗癌顾问》）

（2）上消化道癌（胃、食管、贲门癌）：

1）猴头菌片（每片重 0.2 克，内含猴头菌干浸膏 1.3 克），每次 3 ~ 4 片，每日 3 次。

2）猴头菌糖粉（取猴头菌干浸膏，加糖粉混合制成，每克内含浸膏 0.25 克），每次 2 ~ 3 克，每日 3 次。（摘自《抗癌中草药手册》）

4. 胡萝卜

胡萝卜为伞形科植物胡萝卜的肥硕根，原产于中亚细亚一带，元末传入我国，又名全笋、丁香萝卜、红根。提起胡萝卜，几乎无人不晓，它味甘甜，略带异香，可生食，亦可熟食，可作菜，亦可作药，是一味全能食物。

中医认为胡萝卜味甘平，有健脾补虚、行气消食、解毒透疹的功效，可用于久病劳损的康复，亦可用治脾虚食停、气滞不畅所引起的胸满脘闷、食欲不振等症，还可用治久痢不愈、麻疹疹透发不畅及小儿百日咳等病。如《本草纲目》中记载："下气补中，利胸膈肠胃，安五脏，令人健食。"《岭南采药录》中记载："凡出麻疹，始终以此煎水饮，能清热解毒，鲜用及晒干均可。" 此外，因现代临床医学证实胡萝卜能增加冠状动脉血流量，降低血脂，促进肾上腺素的合成，有降压强心等功能，还具有明显的降血糖作用，故可用胡萝卜治疗冠心病、高血压、高脂血症和糖尿病。

胡萝卜的营养价值非常高，不但含有丰富的蛋白质和糖分，还含有大量的维生素 A 原（胡萝卜素）、维生素 C、叶酸和木质素。现代药理研究发现，维生素 A 的主要抗癌机制是：①能控制上皮细胞的分化，阻止鳞状上皮的发展，甚至逆转鳞状细胞的形成，促进上皮细胞的正常成熟；②可促进机体的免疫功能，可增强机体天然的适应机制，阻止肿瘤生长，甚至使肿瘤消退或逆转为正常细胞。维生素 C 的主要抗癌机制是：①可以阻断体内致癌物亚硝胺的合成，阻断外来致癌物质的活化，解除外来致癌物质的毒性，提高机体免疫功能；②可促进干扰素合成以对抗癌细胞及致癌病毒。叶酸的衍生物对儿童白血病有一定效果。木质素能提高生物体免疫能力 2 ~ 3 倍，从而间接地抑制或消灭体内的癌细胞。总之胡萝卜因含有以上各种防癌抗癌物质，所以有一定的抑制肿瘤作用。

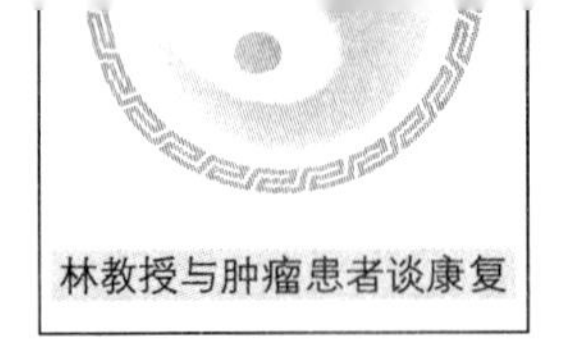

5. 魔芋

魔芋为天南星科魔芋属魔芋的块茎，又称鬼头、鬼芋。本品为一种新开发的保健食物，研粉、掺入面粉中制成面条，可久煮而不糟烂，且使体积成倍增加；研粉加水热制成粉糊状块，即成魔芋豆腐。本品所制成的食品具有一定的降血脂、降血压、降血糖及减肥作用。用本品治疗痈肿风毒、腮腺炎（中医称腮痛）、痰嗽、消渴病、宿食陈积、癥聚、久疟、肺结核（中医称痨劳瘵）是古已有之的，如《开宝本草》记载“主痈肿风毒，摩敷肿上；捣碎以灰汗煮成饼，五味调和为茹食，主消渴”，《本草汇编》记载可治腮痛，《医林篡要》记载：“去肺寒、治痰嗽。”《本草便方》记载：“化食、消陈积、癥聚、久疟。”《三元延寿书》记载：“有人患瘵，百物不忌，见邻家修，求食之，美遂多食，而瘵愈；又有病腮痛者数人，多食之，亦皆愈。”从《开宝本草》与《三元延寿书》中的记载不难看出，我们的祖先很早以前就已用魔芋为食疗食品了，食用魔芋非当今之创举。

现代临床研究发现本品不但有治疗保健作用，更重要的是具有广泛的抗癌作用。魔芋的药理研究证实，药敏试验对贲门癌、结肠癌敏感，对白血病白细胞有抑制作用，魔芋中所含的主要成分魔芋甘露聚糖对癌细胞代谢有干扰作用。临床常以魔芋配伍其他药物治疗多种癌，如：

（1）脑肿瘤：魔芋 30 克，先煎 2 小时，再加入苍耳草、贯众各 30 克，蒲黄根、重楼各 15 克，同煎，每日 1 剂。（摘自《祖国医学基本知识》）

（2）鼻咽癌：魔芋 30 克，先煎 2 小时，再加枸杞根、鸭跖草、七叶一枝花各 15 克，煎汤滤取清汁服。（摘自《中药大辞典》）

（3）淋巴肉瘤：魔芋 30 克，先煎 2 小时，再加黄药子、天葵子、红木香、七叶一枝花各 15 克，煎汤滤取清汁服。（摘自《中药大辞典》）

（4）甲状腺癌：魔芋 30 克，先煎 2 小时，再加海藻、蒲黄根、玄参、苍耳草、贯众各 30 克。若瘤质硬，可加生牡蛎 60 克，水煎，每日服 2 次。（摘自《肿瘤的诊断与防治》）

（5）腮腺癌：魔芋、板蓝根各 30 克，金银花、山豆根各 15 克，水煎服。（摘自《抗癌中草药制剂》）

这里要指出的是，魔芋虽为可食、可药的药用食物，但它本身毒性并不小，不管作食、作药，都必须经过严格的加工处理。其处理程序是：先用水洗净，再切成片，然后放入锅中加水久煎 2 小时，捞出再用清水淘洗几遍，晾干。其中毒症状为：舌及咽喉灼热、痒痛、肿大。解救方法是：①皮肤中毒，可用水或稀醋、鞣酸洗涤；②误食中毒，可服稀醋或鞣酸、浓茶、蛋清等，亦可用醋 30 ~ 60 克加姜汁少许内服或含漱。

6. 鹅血

鹅血，为脊椎动物鸟类游禽族鸭科动物鹅的血。本品作为鹅下脚料，在宰杀鹅时，有很大一部分被冲洗掉或倒掉，仅一小部分控入盛有盐水的碗中，凝固后取出经进一步加工食用。这种凝固的鹅血因其外形与豆腐相近，色紫红，故称“红豆腐”或“鹅血豆腐”。本品对某些疾病具有一定的治疗作用，如《家庭食疗手册》中介绍说：“干血劳，妇女骨蒸潮热，月经涩少或经闭，取鲜鹅血，每服 30 ~ 60 克，日服二次，连续服用。”又说：“晚期血吸虫病，每日服 10 克鹅血或相当于此量的冷冻干燥血粉制剂可改善症状，缩小肝、脾，缩小腹围，增加血色素，增进食欲等。”又如《本草纲目》中记载：“解药毒。”根据鹅血以上诸作用，可以推断出鹅血的功效为养阴退热、补血化瘀、开胃解毒。

鹅血不但可以治疗一般疾病，还可治疗癌症，而且历史悠久。其治疗癌症的记载最早见于《本草从新》，书中说：“愈噎嗝反胃。”（噎嗝属现代医学的食管癌范畴，反胃属于现代医学的胃癌范畴）《本草求原》记载：“苍鹅血治噎嗝反胃；白鹅血能吐胸腹诸血虫积。”

现代医学药理研究发现，鹅全血能使癌细胞核发生溶解、退变，并能激发人体抗癌免疫因子发挥作用，从而具有抗癌作用。

7. 槟榔

槟榔为棕榈科植物槟榔的种子，又称白槟榔、槟榔仁。槟榔的名称来由为古时称贵客为“宾”“郎”，而槟榔自古就是东南沿海各省人们迎宾敬客的佳果。正如《本草纲目》所载：“宾与郎皆贵客之称，稽含南方草目状言，交广人凡贵胜族客，必先呈此果，若邂逅不设，用相嫌恨，则槟榔名义，益取于此。”

本品具有御瘴之功。瘴疠之作，大多同饮食无节制、气痞积结有关，而槟榔恰好具有下气、消食、祛痰、消痞之功，故宜常食之。正如《鹤林玉露》中所记载："南人以槟榔代茶御瘴，其功有四：一曰醒能使之醉。盖食之久，则熏然颊赤若饮酒然……二曰醉能使之醒，盖酒后嚼之，则宽气下痞，余醒顿解……三曰饥能使之饱，四曰饱能使之饥，盖空腹食之，其充然气盛如饱，饱后食之，则饮食快然易消。"因槟榔御瘴有奇功，所以槟榔又有"洗瘴丹"之别名。槟榔用作药，具有杀虫、破积下气、行水之效，临床常以本品单味治绦虫，及诸虫在脏腑久不愈，若与石榴皮、南瓜子同用杀虫之力更大；又以本品与木香、香附、橘皮同治食积气滞，大便不爽；还以本品治脚气水肿等病。

用本品治疗癌肿古已有之，如《药性论》中记载："宣利五脏六腑壅滞，破坚满气，下水肿，治心痛风血积聚。"《日华子本草》中记载："健脾调中，除烦，破癥结，下五膈气。"《大明诸家本草》中记载："除一切风，下一切气，健脾调中破癥瘕。"以上诸书记载中所提到的"风血积聚""症结""癥瘕"都属于现代医学中的肿瘤（或曰癌肿）范畴。现代医学药理研究发现，槟榔的乙醇提取物和热水提取物都有抑制肿瘤生长的作用，其抑制生长率乙醇提取物为91.9%，热水提取物为93.9%，同时发现本品还有抗癌细胞活性。但也发现槟榔中含有对人的致癌质，这就提示用槟榔治癌时要注意适量。生活中还发现，槟榔虽可食用，但不可多食、常食，因平时嚼食槟榔可使人味觉减退、牙齿易动摇、流涎呕吐。

从历代医书的记载中发现，我们的祖先从很早就开始用槟榔医治消化道癌症了，如《兰室秘藏·噎膈方》记载：治噎膈（食管癌）用槟榔1.5克（研末冲），甘草、红衣各0.3克，生地黄、熟地黄各1.5克，升麻、桃仁、当归各3克，水煎服。再如《世医得效方》中记载用五磨饮子治食管癌，方用槟榔、沉香、木香、乌药、大黄、枳壳，各磨汁半盏和匀温服。

8．蜂乳

蜂乳为蜜蜂科昆虫中华蜜蜂等之工蜂咽腺内分泌出的乳白色胶状物和蜂蜜配制而成的液体，因此种液体专供幼蜂王食用，且色白似乳汁，故又称王浆、乳浆。

从营养学角度研究发现，蜂乳具有促进蛋白质生长、促进人体生产发育、增强人体抵抗能力和提高人体对恶劣环境耐受能力的特性。不仅如此，蜂乳还是一味“高级药品”。本品用于慢性冠状动脉功能不全患者，可扩张冠状动脉，增加血流量，降低血压；用于贫血患者，能增加红细胞的直径，提高血红蛋白、血铁含量的水平，并使血小板数目增加；用于治疗急性传染性肝炎，在数周内可使各种症状明显好转，肝脏显著缩小，血清转氨酶下降，肝功能改善良好；用于治疗慢性风湿性关节炎，多数患者每日服王浆400毫克，连服3～6个月可觉得全身症状有所改善，关节疼痛亦有所减轻。除此以外，本品还可用于病后虚弱、老年体弱，高胆固醇症、糖尿病、十二指肠球部溃疡等症的治疗。

蜂乳所治疗的以上诸症，从中医学角度讲均属肝、脾、肾等脏虚弱、气血阴阳失调所造成。中医学认为肝主藏血，脾为气血生化之源，肾主藏元阴元阳，肝脾肾虚，势必导致人体的气血阴阳因不足而失调，因此人体气血阴阳不调就是导致以上诸症出现的病因病机。而本品味甘酸微温，入肝、脾、肾经，味甘可补益，入脾可补脾以生气血；甘酸相合可化阴，入肝可补肝之阴血；入肾可补肾之阴，甘温益阳，入肾又可补肾之阳。从本品的性味归经，能分析得出本品具有调补气血阴阳的作用，可用治肝脾肾脏虚弱、气血阴阳不足或失调所引起的各种病症。

蜂乳还是一味具有抗癌作用的食品。现代药理研究发现，本品的醚溶性部分，具有强烈的抑制移植性白血病、淋巴癌、乳腺癌及多种腹水型艾氏癌等癌细胞生长的作用；还发现，口服或注射意大利蜂幼虫浆能使艾氏腹水癌的癌细胞发育产生退行性变化。据有关资料介绍，国外流行的王浆葡萄酒，每天饮用一定量（约30毫升），长期饮用有很强的保健抗癌效果，癌症患者不妨试试。

应用蜂乳治疗癌症的报道很多，现简单介绍如下：

（1）各种癌症：每日食蜂王浆适量。（摘自《中医药参考资料》）

（2）肺癌：蜂王精胶，每次2粒，每日3次，可并用其他对症的抗癌草药。

9. 大枣

大枣是人们最熟悉的食物，可作果，亦可作菜。

大枣不但是一种日常食物，还是一种常用中药。它主要的作用有三个方面：①补中益气：用于脾胃虚弱，中气不足，体倦无力，食少便溏；②养血安神：用于血虚面黄肌瘦，血虚脏躁精神不安；③缓和药性，常配入攻邪的药物中以缓解药物的烈性并保护正气。

除以上药用外，大枣还有一种几乎被人们所忽视的作用——抗肿瘤。肿瘤属中医的"癥瘕积聚"范畴，其病机主要是气滞血瘀及痰凝久郁、酿毒而成。大枣既无行气活血之力，又无化瘀解毒之功，何以能治肿瘤呢？殊不知，肿瘤从中医角度看，也是一种邪气，中医认为"邪之所凑，其气必虚"(《黄帝内经》)，补其虚则正气可充，正气不虚则邪气难存，而大枣就具有扶正祛邪的功用，故言其能抗癌。大枣能抗癌这一论点，得到现代医学和营养学理论的支持。现代药理研究发现，大枣的热水提取物，体外实验对某些癌细胞的生长有很强的抑制作用（其抑制率为90%以上）；还发现大枣中含有一种成分叫eAHP，这种成分可使癌细胞转化为正常细胞。另外，营养学认为大枣的鲜品含维生素C最丰富，而维生素C又是一种有效的抗癌物质。同时，大枣干品含铁非常丰富，而铁也是一种有效抗癌物质。

大枣配其他药物可试治以下几种癌症：

（1）贲门癌：大枣一枚去核，用斑蝥一只去头翅，入枣内煨热，去斑蝥食枣，空腹食之。(源于《直指方》)

（2）肺癌吐血：大枣连核烧存性，百药煎煅过等分为末，每服10克，米饮下。(源于《三因极一病证方论》)

（3）胃癌疼痛：大枣30克、仙鹤草40克，水煎浓液，每24小时分6次服完，1个疗程40天。(摘自《抗癌本草》)

10. 山楂

山楂又名山里红，虽味极酸，但却深受人们青睐。

提起山楂的药用，可能人们都很熟悉，最常见的就是用于吃肉食或奶制品过多伤及脾胃而致嗳气腐臭、吐酸、脘腹胀满等的宿食症。遇到这种病症很多人根本不去求医，而是买些山楂煮煮，连汤一起吃下，宿食就会消去，症状即可缓解。有的人血脂较高，但不去就医，也不吃药，而是将山楂干用开水沏泡，当茶喝，连喝1～2个月，再测血脂，一般血脂都会降低或正常。女性生产恶露不尽，腹中疼痛，用山楂百余枚，打碎煎汤入白糖少许，空腹服，即可见效。山楂所具有的这些药用，均可见于明朝医药大家李时珍所撰的药学巨著《本草纲目》。如《本草纲目》中记载说："化饮食消内积癥瘕，痰饮，痞满，吞酸，滞血胀痛。"前贤张锡纯在其所著的《医学中衷参西录》中对山楂的功用机制，从中医学角度进行了较全面的分析，如《医学中衷参西录》中记载："味至酸微甘，皮赤肉红黄，故善入血分，为化瘀血要药……其味酸而微甘，能补胃酸汁，故能消饮食化积聚，以治肉积尤效。"

山楂的药用除以上所述外，近人通过药理分析，发现它含有的黄酮类药物成分中的牡荆素化合物是一种具有抗癌作用的物质。同时发现还具有抗噬菌体作用，提示山楂有抗肿瘤活性作用。从营养学角度讲，也可证实山楂具有一定的抗癌作用，因山楂含有丰富的维生素C（每100克高达89毫克）和胡萝卜素，维生素C具有阻断体内致癌物亚硝胺的合成、阻断外来的致癌物在肝内的活化、解除外来致癌物的毒性、提高机体免疫功能、对抗癌和消灭癌细胞、抗辐射保护正常细胞、促进干扰素等作用；胡萝卜素即维生素A的前身，亦属有较强抗癌作用的营养素。

近人试用山楂治癌的论述非常多，现摘几个供参考：

（1）胃癌：山楂、黄芪、茯苓皮、薏苡仁、白花蛇舌草各30克，当归、天花粉各10克，狗脊、续断、黄药子各12克，乌梅10枚，山药11克，水煎服，每日1剂。（摘自《湖北中医药杂志》）

（2）胃癌：焦山楂、乌梅各500克，炒山药2000克，茯苓250克，共为末，另以卤水4000毫升煎至400毫升，与药末混合炼蜜丸，每丸重6克，每日服3次，早中晚饭前饭后各服半丸。（摘自《陕西中药》）

（3）绒毛膜上皮癌：山楂18克，当归、甲珠各9克，茯苓12克，丹参15克，蜂房6克，加水煎煮，煎2次分服，每日1剂，5天为1个疗程。服药后可能出现规则的阴道出血，如数量不多，不必停药，亦不需止血。贫血明显患者可适当服用补血剂。（摘自《抗癌中草药制剂》）

11. 无花果

无花果又名蜜果、奶浆果。它之所以得此名，实因其味道甜似蜜，果汁色白如奶。此果名为果，其实并非为真正果实，而是无花果树的肥硕花托。

人们对它也并不生疏。此果可作水果食用，亦可将其外皮剥掉，碾烂，加糖制成果酱（即无花果酱），佐餐用。

人们用无花果治疗疾病的历史是相当长的，我们的祖先在很早以前就开始用无花果治疗痔疮、目疾和咽喉痛、无名肿毒、痈疽疥癣、黄水疮等病，如元代的《本草补遗》中记载说:“无花果一名明目果。”又载:“实瓤主利咽喉，开胸膈，消痰化滞，得酸则入肝通利血脉，清肝胆积热，而令明目也。”还载:“敷一切无名肿毒，痈疽疥癞痣疮，黄水疮，鱼口便毒，痘疮破烂，调芝麻油搽之。”

无花果除能治上述诸病外，还能治疗肺热声哑、久泻不止、哮喘、小儿蛔虫等病，如《福正中药》中介绍说，“治肺热声嘶，无花果五钱（其量当于 15 克多）水煎调冰糖服”;《湖南药物志》中介绍说，“治久泻不止，无花果 5 ～ 7 枚水煎服”;《家庭食疗》手册中介绍说，“哮喘，无花果捣汁半杯，开水冲服，日服一剂，至愈为止”，又介绍说“小儿蛔虫、钩虫，无花果根或茎叶二两煎浓汤，早起空腹一次服下”。此外，无花果还是一种消除污染、净化空气、改善环境、有利健康的植物，近来有科学家发现它具有吸附二氧化硫、三氧化硫、氯化氢、二氧化氮、硝酸雾以及苯等有害气体的特殊作用，据测定每千克无花果干叶可吸硫 1.4 克。

用无花果治疗肿瘤，是一个新课题。据有关资料介绍，本品全株的乳汁注射给荷兰大鼠，对移植性肉瘤有抑制作用；其干果的水提取物经丙酮沉淀部分，有抗艾氏肉瘤活性的作用；从未成熟果实中所得的乳汁可抑制大鼠移植性肉瘤、小鼠自发性癌，可使肿瘤坏死，且能延缓移植性腺癌、骨髓性白血病、淋巴内瘤的发展，使其退化。另据《医学参考资料》（1972 年第 2 期）报道：国外用本品提取液治疗 5 例胃癌晚期患者均有疗效，给药方式为每日静脉注射 3 次，每次 10 ～ 40 毫升，30 ～ 50 天癌肿消失。《抗癌本草》中介绍说:“本品抗癌范围甚广，且无毒性，其味甘美，又能作水果鲜食，实为肿瘤患者的佳美抗癌药食。”德国自古便用果实浆汁外擦治疗疣瘤。日本已制成针剂，广泛用于咽喉癌、腺癌、宫颈癌、膀胱癌等多种癌的治疗。无花果乳汁中的无花果酶，为除肠虫药，能消灭蛔虫，对人全鞭虫亦有疗效，日本自 20 世纪 70 年代末起，开始对世界各国传统的驱虫药进行抗癌活性研究，已取得一定成果。另外，本品含有极丰富的维生素 C，亦含有丰富的维生素 A 原，这两种维生素都具有一定的抗癌作用。现摘录有关资料所介绍的几个抗癌试用方剂供参考使用：

（1）胃癌肠癌：每日餐后食 5 枚无花果，或干果 20 克水煎服（摘自《中医药研究资料》1978 年第 6 期）

（2）食管癌：鲜无花果 500 克、瘦肉 100 克，炖半小时服汤食肉。（摘自《草药手册》）

（3）膀胱癌：无花果 30 克、木通 15 克，煎服，每日 1 剂。（摘自《中医肿瘤治法》）

12. 番木瓜

番木瓜又称乳瓜、石瓜。之所以得此二名，一是因为这种果实里含有一种乳汁，未成熟者含量尤多；二是因为其质地坚硬如石。《本草纲目》记载，“石瓜出于四川峨眉山中及芒部地区，其树修干，树端插直，肥滑如冬青，状似桑，其花浅黄色，结实如缀，长而不圆，壳裂则子见，其形似瓜，其紧如石，煎液色黄”。描述文字虽不多，但已把番木瓜的产地、果树的外形、花的颜色、果实的形状、果名的来历介绍得一清二楚。本品除产于四川外，主产在广东、广西等地，别名广西木瓜，北方人很少见过此果，故对它比较陌生。

番木瓜是一味祛病良药，我们的祖先早就用它治疗各种疾病了，如《本草纲目》中记载：“主心痛，煎汁洗风。”这里所说的“心痛”是以部位而言，相当于现代人所说的胃痛；所说的“风”相当于现代医学中的关节炎。近贤通过临床实践还发现本品能消食健胃、通乳汁、驱虫、祛婴儿疹，如胡珍珠等在其所编写的《家庭食疗手册》中就介绍说，“广东人常用未成熟的果实当菜吃，做成烧猪肉、煨牛肉、火腿煮汤等，这些菜肴对消化不良和胃病患者十分相宜”。又说，“产妇常食用番木瓜烧的菜，更可促进乳汁的分泌”。还说，“婴儿湿疹，取未成熟的干燥番木瓜 1 枚，研粉调敷患处，每日 2 ~ 3 次”。“驱绦虫、蛔虫，取未成熟番木瓜适量，焙干研粉，每次 10 克，早晚空腹服。”

经药理研究证实，番木瓜有一定的抗肿瘤作用，《中药大辞典》介绍：

“番木瓜果实中含有番木瓜碱和木瓜蛋白酶。”又介绍说“番木瓜碱具有抗淋巴性白血病细胞（L1210）的‘强烈抗癌活性’和抗淋巴性白血病 P388 和‘LA’肿瘤细胞的‘适度活性’”。那么木瓜蛋白酶有没有抗癌作用呢?《家庭食疗手册》中介绍:“经试验证明，将番木瓜之蛋白酶注入癌瘤组织可使癌组织缩小，所以番木瓜蛋白酶在合成抗生素和抗癌药物方面，大有前途。”

13. 乌梅

乌梅，为蔷薇科植物梅的干燥未成熟果实，因其鲜果色青故又称青梅。因本品的加工方法是鲜果用百草烟熏至黑，然后用火焙干，故又称熏梅。乌梅属果，因春鲜品极酸而涩，难于入口，故需加工。加工后的乌梅，一般很少有人直接食用，原因是味极酸，易损齿。人们常常以乌梅为主料配上适量的白糖、桂花等制成食物食用，如酸梅汤、乌梅汁、酸梅晶、酸梅糕、酸梅糖等。

乌梅的药用非常广泛，可用其治疗各种口渴症、久泄之痢、肺虚久咳、便血尿血，又可用于治疗虫积腹痛（主要是蛔虫）、咽喉肿痛，这些作用在历代本草或医籍中都分别有记载。如《简要济众方》中记载:“治消渴止烦闷，乌梅肉二两（微炒）为末，每服二钱，水二盏，煎取一盏，去滓，入豉二百粒，煎至半盏，去滓，临卧时服。”《肘后方》中记载:“久痢不止肠垢已出，乌梅肉二十个，水一盏，六分，食前分二服。”《本草纲目》中记载:“治久咳不已，乌梅肉（微炒）、粟壳（去筋膜蜜炒），等分为末，每服二钱，睡前蜜汤调下。”又载:“治小便尿血，乌梅烧存性，研末醋糊丸，梧子大，每服 40 克丸，酒下。”《济生方》记载:“治大便下血不止，乌梅三两（烧存性）为末，用好醋打火糊丸，如梧桐子大，每服 70 丸，空心米汤饮下。”再如《中草药新医疗法资料选编》中介绍治咽喉肿痛，乌梅一两，金银花二两，雄黄四钱共为细末炼蜜为丸，每丸一钱，一次一丸，含化徐徐咽下，每日三次。至于用它治虫积腹痛、消暑解渴，更是“书中有载，民间常用”了。

乌梅能治癌肿，这是我们的祖先早已认识到的。如明代大医药学家李时珍就提出乌梅可“治反胃噎膈，敛肺涩肠”，所谓“反胃噎嗝”实际就指的是现代医学中的胃癌和食管癌。除此而外，乌梅还可治疗各种癌症，如阴茎癌、宫颈癌、直肠癌等。那么，乌梅为什么能治疗癌症呢？现代药理研究发现，乌梅有抑制癌细胞活性的作用，有增强白细胞或网织细胞吞噬功能的作用，还有提高机体免疫功能的作用。有关乌梅治疗癌症的报道很多，现介绍几个以供参考：

（1）胃、食管癌：取半枝莲 100 克，加水 1500 毫升，煎成 750 毫升，过滤，加乌梅汤 50 毫升，过滤 3 次即可，每次饭后服 50 毫升，每日 3 次。（摘自《肿瘤的诊断与防治》）

（2）阴茎癌、宫颈癌：取卤水 1000 毫升，加乌梅 27 个，放砂锅或搪瓷缸内，煮沸后细火持续 20 分钟，放置 4 小时过滤备用，服用时禁吃红糖、白酒、酸辣等物，成人口服每天 6 次，每次 3 毫升，饭前饭后各服 1 次。本书介绍说此方“现已制成丸剂、针剂、软膏剂等”，可用于多种癌瘤，对体表癌可同时作擦剂。（摘自《全国中华草药汇编》）

14. 百合

百合为百合科植物百合、细叶百合、麝香百合及其同属多种植物鳞茎的鳞叶，俗称蒜脑薯，与之形味有关，所以得百合、蒜脑薯二名。李时珍在《本草纲目》中解释得很清楚，他说：“百合之根，以众瓣合成也……故名。”又说：“其根如大蒜，其味如山薯，故俗称为蒜脑薯。”

百合可作药用，百合的功效比较全面，可补、可清、可润、可通，所谓“补”“清”“润”“通”是言其既能润肺又可通肠，可用于治疗肺热久咳或痰中带血、虚劳发热、咳嗽咽痛、咯血、大小便不通利等症。百合治病的特点如何？如何用百合配制成药膳治病？这些在近贤姜超主编的《实用中医营养学》中论述得很清楚，书中介绍：“本品补益兼清润补元助火，清不伤正，内有虚火之人宜之。北京小吃中有冰糖百合，食之清爽凉润；老人可合末煮粥为食。结核病者可合款冬花白蜜同熬成膏，名为‘百花膏’，治劳嗽痰血。”又介绍说“百合以蜜蒸或冰糖煮食，有清心安神、养脏益智的作用，凡热病之后，神志不宁，虚热烦扰，或心肺壅垫，烦闷惊悸，夜寐不安均可为食疗佳品”。

用百合治疗肿瘤是近几年开始的。为什么百合能治疗肿瘤呢？根据《中草药有效成分的研究》一书中介绍，“百合鳞颈中含秋水仙碱”。同时发现秋水仙碱对细胞的有丝分裂有抑制作用，可停止于中期，体外组织培养浓度在0.1毫克/毫升时就有抑制癌细胞活性的作用。《抗癌本草》中又指出百合对小鼠某种肉瘤、子宫颈癌有抑制作用。

《抗癌本草》中还摘录了一些用百合治癌的试用方剂，如：

（1）肺癌、乳腺癌：用百合鳞茎与橄榄油一起研碎制成泥，剂外敷用鳞茎，松脂、鹿脂制成药膏外敷。（摘自《中草药通讯》1974年第6期）

（2）直肠癌下血不止：百合子酒炒微赤，研为末，开水送服。（摘自《本草纲目·肠风下血》）

（3）肺癌：百合、生地黄、金银花各15克，南北参各12克，天冬、麦冬各10克，白茅根30克，黄芩9克，白花舌蛇草、鱼腥草、铁树叶各30克，薏苡仁18克，陈皮9克，水煎服。（摘自《上海中医药杂志》1979年第3期）

15. 杏仁

杏仁为蔷薇科植物杏或山杏的干燥种仁，有苦甜两种，苦杏仁多为野生杏的种仁，多供药用。甜杏仁主要是栽培杏树的种仁，可供药用，亦可作干果食用。

苦杏仁是一味常用的中药，它既可治疗风寒感冒、咳嗽痰多等症，又可治老年人或妇女产后肠液不足所致的便秘，正如李时珍在《本草纲目》中所说："杏仁能散能降，故解肌，散风，降气润燥，消积，治伤损药中用之。"近贤颜正华教授对杏仁的功用介绍得更明确，他认为，杏仁既有下气止咳定喘之功，又有疏散肺经风寒痰湿之能，且多脂质润，善润肠燥，故凡外邪侵袭、痰浊内蕴以致肺气失降，而为痰多喘咳之证及肠燥便秘之证，用之无不相宜。

甜杏仁虽然不入药，药店里也没有供应，但不等于没有治病作用。从历代医籍记载和临床实践观察，它的治疗作用很接近苦杏仁，某些地方甚至可代替苦杏仁。据《本草便读》中记载："甜杏仁可供果食，主治（与苦杏仁）皆相仿。用于虚劳咳嗽，中无苦劣之性耳。"《实用中医营养学》中介绍：甜杏仁有"和胃润肠，润肺止咳"之功，并说，"气香味甜，能醒脾健胃滋肠通便"，"有润肺祛痰、止咳平喘的功效"，认为"凡脾胃失调心腹满闷，食欲不振，肠躁便秘，肺虚口燥，咳嗽气逆者食用皆有疗效”。

杏仁不但是一味常用的一般中药，常吃的食疗果品，而且是一味疗效很好的抗癌药（或曰食品）。近人对其进行药理分析，发现杏仁的热水提取物对某些捐资细胞的抑制作用有 50% ~ 70%，同时体外实验发现，其干燥粉末能 100%地抑制强致癌性真菌——黄曲霉素和杂色曲霉菌——的生长，经分析其有效成分为苯甲醛。

近人常用本品配有关药剂试治以下数种癌症：

（1）宫颈癌痛痒不可忍：用杏仁去皮，烧存性，杵烂棉裹纳入阴道宫颈处。（源于孟诜《食疗本草》）

（2）肺癌：杏仁、藕节、枇杷叶、黄芪、蒲黄各 9 克，漏芦 15 克，沙参、蜂蜜各 12 克，石燕 30 克，半枝莲 60 克，每日 1 剂，煎 2 次。（摘自《中华药临床方剂选编》）

（3）食管癌：杏仁 4 克，茯苓 5 克，干姜、甘草各 2 克，水煎服，每日 1 剂。（摘自《临床应用汉方处方解说》）

（4）食管癌、贲门癌：杏仁去皮尖，香豉、麦曲、干姜、吴茱萸、川椒炒去汗，各等份为末，蜜和丸擦胸，每日数次。（摘自《理瀹骈文·噎膈反胃方》）

（5）子宫及附件肿瘤：杏仁 15 克，桃仁 60 克，大黄 9 克，水蛭、虻虫各 30 克，以水二碗，煮取一碗，分 3 次服。（摘自《近世妇科中药处方集》）

（6）腹腔肿瘤：杏仁、糯米、粳米、乳饼煮粥食，每日食 3 次。（摘自《验方新编》）

16. 鳖

鳖，又名甲鱼、元鱼、团鱼，之所以有此三个名称，主要是因其生活于水中、游行于水中，与鱼的生活运动相似，且有甲，形圆，如团。

鳖的全身都是宝，其肉既可食又可药，其甲、头、血、卵、胆、脂均可供药。鳖头是治疗脱肛的良药，兼治男患者阴头痛。这些作用《普济方》中均有记载，书中说：“治男子阴头头不能治者，及妇人阴疮脱肛，鳖甲头烧成灰以鸡蛋和敷之。”鳖血为治中风口眼歪斜、小儿疳积及脱肛的佳品，如《药性论》中说“鳖头血涂脱肛”，《本草纲目》中说：“治风中血脉，口眼喎斜，小儿疳积潮热。”鳖卵，善治久痢外泻，如《本草纲目》中说“盐芷食，止小儿下痢"，《医林纂要》中说："治久痢久泻。"鳖胆主崩漏，鳖脂为滋养强壮之品。

"鳖可治癌"这一理论可能不算"鲜为人知"了，经有关材料证实，鳖肉、鳖甲具有抗癌作用。常敏毅在其所著的《抗癌本草》的"鳖甲"条中介绍说："日本民间以全鳖（包括肉和甲）煮汤，治疗各种癌。"全鳖，实质上主要指鳖甲和鳖肉。近代药理研究发现，鳖甲能抑制人体肝癌、胃癌细胞的呼吸。鳖肉，从营养学角度来看，含有丰富的维生素A和铁，而维生素A和铁都具有一定的防癌抗癌作用。

常见的抗癌试用方剂有：

（1）卵巢癌：鳖甲、龙葵、白英、白花蛇舌草、半枝莲各50克，水煎服，每日1剂。（摘自《肿瘤的诊断与防治》）

（2）肺癌吐血：鳖甲、蛤粉各30克，同炒色黄，熟地黄45克，共为末，每服6克，饭后清茶送。（源于《圣济总录》）

17. 薏苡仁

薏苡仁，又名薏仁、薏米、米仁、苡仁、苡米，为禾本科植物薏苡的种仁。因其特点是作药可治病，作食可充饱，故属药用食物。《本草纲目》记载："薏苡仁阴明药也，能健脾益胃，虚则被其母，故肺痿肺痈用之。筋骨之痛，以治阳明为本，故拘挛筋急，风痹者用之，土能胜水湿，故泄痢水肿用之。"又载："薏苡，有二种，一种粘牙者，尖而壳满，即薏苡也，其米白色，如糯米，可作粥饭及磨面食，亦可用米酿酒……"由此可知薏苡仁作药有健脾益胃补肺、清热祛湿排脓之功效，可用脾虚湿困所引起的食少腹泻、水肿腹胀、小便不利、风湿性关节肌肉疼、经脉拘挛及肺痈、肠痈等病症。薏苡仁作食可煮粥，可炊饭，可酿酒，还可碾磨成粉（薏苡仁面）食用。薏苡仁煮粥除可充饥外，有时还可治病，如《中药大辞典》介绍说："治疗扁平疣，取新收之苡米2两，与大米混合煮饭或粥，每日吃一次，连续服用，以痊愈为止。"再如《本草纲目》中记载："治久风湿，补正气，利肠胃，消水肿，除胸中邪气，治筋脉拘挛，薏苡仁为末同粳米煮粥日日食之。"可见薏苡仁与药配合能治病，与食物配合也能治病。

薏苡仁不单可用治一般疾病，还可用治癌症，如《中药大辞典》中介绍："有报告说，薏苡仁对癌细胞有阻止成长及伤害作用。"《抗癌本草》中介绍："种仁的丙酮和乙醇提取物对艾氏腹水癌有抑制作用，浸膏对吉田肉瘤有抑制作用；乙醇提取物能使肿瘤胞浆产生变性。"

用薏苡仁或薏苡仁配其他食物及药物治疗癌症试用方的报道很多，现介绍几个：

（1）胃癌、喉癌、吉田肉瘤、恶性网状细胞增多症：薏苡仁 30 ~ 50 克，研碎与粳米或糯米同煮粥，常年服用。（摘自《开卷有益》1984 年第 6 期）

（2）绒毛膜上皮癌：薏苡仁、鱼腥草、赤小豆各 30 克，败酱草 15 克，黄芪、茜草、冬瓜仁、当归、党参、阿胶珠、甘草各 9 克，水煎服。若有转移者，可用薏苡仁 30 克，茯苓、党参、郁金、甘草各 6 克，阿胶、当归、香附各 9 克，血余炭 1.5 克，蒲黄（半生半炒）5 克，炒灵脂 3 克，水煎服，每日 1 剂。（摘自《肿瘤的论断与防治》）

预防和治疗放化疗不良反应的食疗及忌口

（一）放射疗法易出现反应的食疗

1. 全身性大面积放疗出现反应的食疗

全身性大面积放疗，如全腹、肺、纵隔、恶性淋巴瘤等，常可引起较大的全身性反应，主要临床表现是恶心、厌食、呕吐、口鼻干燥、口渴思饮、头痛、心烦、全身乏力及大便溏薄等。从中医学角度分析，这些症状的出现归于脾胃不和、气阴两虚，应以健脾和胃、益气养阴之法治疗。可选用具有健脾作用的白术、茯苓、橘皮、无花果、红小豆、白扁豆等，具有和胃开胃作用的橘皮、竹茹、旋覆花、代赭石、橘子、橙子、玉米、黄豆、山楂、神曲、槟榔、稻芽等，具有益气作用的生黄芪、党参、大米、小米、香菇、薏苡仁、大枣、苹果等，具有养阴生津作用的沙参、麦冬、芦笋、西红柿、香蕉、猕猴桃、桑椹、梨、白木耳等，对以上进行选择组合，配制成药膳，治疗或减轻症状。如：什锦果酱，取无花果 50 克、橙子 50 克、生山楂 25 克、苹果 100 克、猕猴桃 50 克、梨 100 克，分别去皮、核，放入高压锅中蒸烂，用家用绞肉机绞成酱，放入适量白糖即

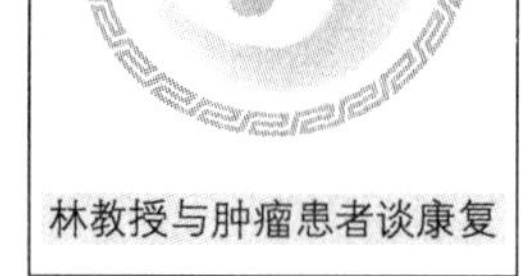

可。又如九宝粥：取红小豆10克、白扁豆10克、玉米渣10克、黄豆5克、大米20克、小米10克、生米10克、大枣10枚、梨100克，将前八味分别淘洗干净，用水泡3小时，将梨去皮、核，切成小丁，然后将水泡过的前八味食物连水放入锅内熬煮30分钟左右，待豆米均烂即加入梨丁再煮一开便可。再如健脾补益粥：取白术9克、茯苓9克、橘皮5克、代赭石12克、生黄芪12克、党参9克、沙参12克、大米50克，将前七味用纱布包好，大米用水淘净，一同放入锅内加水熬粥，待粥熟去装药的纱布包即可食用。

2. 头颈部放疗出现反应的食疗

鼻咽、上颌窦、喉、舌根、扁桃体、口腔等头颈部癌症常以放疗为主。在行根治放疗时，往往明显的影响唾液腺分泌而出现口干少津或咽干舌燥，口中无津液，终日以水或饮料漱口或湿润咽部及口腔，否则说话、吞咽均感困难等症状。这些症状均属热邪伤阴、津液不足所致，治疗当以养阴清热、生津利咽之法，可选用沙参、麦冬、石斛、天花粉、芦根、西洋参、太子参、乌梅、五味子、桔梗、干青果、胖大海、生甘草及西红柿、芦笋、猕猴桃、柑、梨等，进行选择组合配成药膳治疗。如小米养阴粥：取沙参15克、麦冬12克、花粉15克、乌梅12克、干青果12克、桔梗8克、生甘草6克，用纱布包好，放入锅内，加水适量；再加入淘洗干净的小米50克熬粥。又如五鲜果汁：取沙参15克、西洋参6克、石斛15克、花粉15克、生甘草6克，放入锅内，加水煎开，改小火煎煮30分钟，取汁200毫升；另取鲜西红柿50克、鲜芦笋50克、鲜猕猴桃50克、鲜柑50克、鲜梨50克，分别洗净榨汁，然后将五种果汁与药汁混合在一起即可。

3. 肺部放疗出现反应的食疗

肺癌（尤其是中心型肺癌）和乳腺癌术后乳区放疗，常出现干咳少痰、胸闷气短或发热、舌紫暗或口唇色紫等症状，这些症状均属中医学的气阴两虚、瘀血内阻之象，治疗可用益气养阴、化痰化瘀之法，当选具有益气养阴作用的太子参、西洋参、沙参、麦冬、黄芪、大米、小米、生米、芦笋、猕猴桃、梨等，具有清肺化痰作用的贝母、天竺黄、葶苈子、胖大海、荸荠、柿子、口蘑、竹笋等；具有活血化瘀作用的丹参、三七、莪术、红花、赤芍等进行选择组合配制成药膳。如五宝瓤梨：取大鸭梨2枚，洗净，挖去里面的核及部分梨肉，将西洋参6克、黄芪8克、贝母3克、三七3克、莪术6克，砸成米粒大小块，装入梨内，加少许水，然后将瓤好的梨放入锅内蒸40分钟，取出去药吃梨喝汤。又如八宝利肺粥：取西洋参6克、沙参12克、贝母6克、三七6克、莪术6克，用纱布包好放入锅内，加水适量，然后放淘洗干净的大米50克，熬20分钟加入去皮核切成小丁的鸭梨30克、去皮切成小丁的荸荠30克，再熬10分钟即可。

4. 下腹部放疗出现反应的食疗

下腹部癌症最常见的是宫颈癌、直肠癌、前列腺癌、睾丸肿瘤及盆腔内肿瘤，这些肿瘤在放疗时常会出现两组症状：一组是尿频，尿急，尿痛，严重时尿血等症状，这些症状从中医理论分析属膀胱湿热所致，治疗应以清热利湿、凉血解毒为法，可选用瞿麦、车前子、小蓟、金钱草、海金沙、石苇、半边莲、白茅根等进行选择组合制成药膳，如加减八正粥，取瞿麦12克、萹蓄12克、车前子12克、小蓟12克、金钱草15克、海金沙15克、半边莲15克、白茅根12克，以纱布包好，放入锅内，加水适量，再放入淘洗干净的大米50克，熬煮半小时；另一组的临床表现是大便次数增多、黏液便、肛门和直肠部位有里急后重的感觉，甚则大便下血，这些症状现代医学称之放射线直肠炎，从中医角度分析属大肠湿热之象，治疗当以清利湿热、凉血解毒为法，可选用白头翁、马齿苋、黄柏、生地榆、炒槐花、椿根皮、生地黄、赤芍等，如白头翁马齿苋粥：取白头翁15克、马齿苋15克、生地榆12克、炒槐花12克、生地黄12克、赤芍12克、黄柏6克，用纱布包好，大米50克淘洗干净，与药同放入锅内，加水适量熬煮25分钟，待米烂，取出纱布包即可食。

5. 放疗后出现肢体麻木感觉异常的食疗

放疗后，尤其是对头颈胸腔内肿瘤放疗后，往往会出现头晕耳鸣、脑空不适、肢体麻木、酸沉或疼痛等症状，这一组症状从中医角度分析属肝肾两虚、虚风内动之象，治疗当以填精补血、息风通络法，可选用生地黄、熟地黄、山茱萸、枸杞子、女贞子、肉苁蓉、白芍、天麻、钩藤、阿胶、鸡血藤、川芎、丹参、木瓜、桑枝等，所配药膳如枸杞天麻粥：取生熟地黄各12

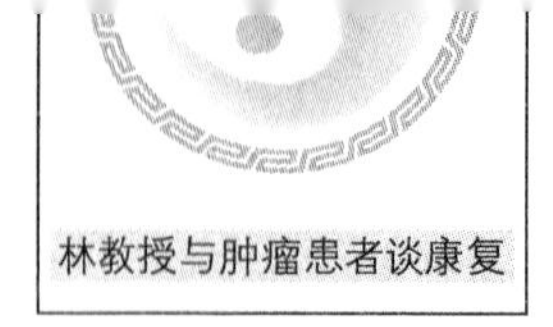

克、山茱萸 12 克、枸杞子 12 克、天麻 9 克、鸡血藤 15 克、丹参 15 克、木瓜 12 克、桑枝 18 克，用纱布包好，放入锅内，加水适量，然后放入淘洗干净大米、小米各 30 克，熬煮 40 分钟，取出药包后即可食用。

（二）出现化疗反应的食疗

1. 出现消化道反应的食疗

癌症患者化疗后常常出现系列消化道反应，可见食欲减退、恶心、呕吐、腹痛、腹泻等症。从中医角度分析，这一系列症状属脾胃不和之象，治法应为健脾升清、和胃降逆，可选用具有健脾燥湿、补益中气作用的白术、苍术、陈皮、半夏、茯苓、炒升麻、煨葛根、藿香、佩兰等；以及具有和胃开胃、降逆止呕作用的代赭石、旋覆花、炒神曲、炒麦芽、炒稻芽、炒山楂、鸡内金、砂仁等。所配药膳如平胃二陈粥：取苍白术（各）6 克、厚朴 9 克、陈皮 6 克、半夏 9 克、茯苓 12 克、炒神曲 12 克、炒麦稻芽（各）9 克、炒山楂 9 克、煨葛根 9 克、藿香 9 克，用纱布包好放入锅内，加水适量，再放入淘洗干净的大米 50 克，熬煮 25 分钟，起锅去药包即可食用。

2. 出现白细胞下降的食疗

化疗后白细胞下降的同时常有一系列症状出现，如食纳减少、食后腹胀、肢体水肿、小便不利、大便溏泻、身倦无力、气短懒言等，这一系列症状属于中医的脾气不足、脾失健运之象，治疗当用益气健脾之法，可选用党参、黄芪、当归、白术、陈皮、大枣、山药、苹果、栗子、大米、小米等。所配药膳如补中九宝粥：炙黄芪 15 克、当归 9 克、白术 9 克、陈皮 6 克，用纱布包好放入锅内，加水适量，然后放入淘洗干净的大枣 7 枚、大米 50 克、干山药 25 克、去皮栗子 25 克，熬煮 35 分钟后再放入去皮核切成丁的苹果 30 克，熬煮 5 分钟，取出药包后即可食用。

3. 出现血小板下降的食疗

化疗后血小板下降的同时亦常出现一系列症状，将这些症状综合归纳，可分作 2 组：一组可见低热、汗出、心烦口渴、手足心热、神倦食少、少气懒言、皮肤现青紫斑点或斑块且时发时止，常伴鼻出血、齿龈渗血、尿血或月经过多等，为气阴两虚或阴血亏虚，虚热内生，热迫血动之象；另一组可见神疲乏力、头晕目眩、面色苍白或萎黄、食欲不振、鼻出血、齿龈渗血或皮肤青紫斑、尿血等，属气血亏虚、气虚不能统摄血液之象。前者当用滋阴清热、益气养血、凉血止血之法，可选用龟甲胶、鳖甲胶、骨胶、生地黄、茜草根、侧柏叶、女贞子、小蓟、旱莲草、石韦、玄参、生黄芪、鸡血藤、猪肉等，所配药膳如补虚清热膀肉：取生地黄 15 克、侧柏叶 12 克、女贞子 12 克、旱莲草 12 克、生黄芪 18 克、鸡血藤 12 克，用纱布包好，放入锅内，然后放入洗净并切成大片的猪肉 100 克，加花椒 7 ~ 8 枚、葱 1 段、姜 2 片、料酒 10 毫升，清水适量，煨炖 1 小时，待肉烂熟去掉药包及葱、姜、花椒，放入龟甲胶 10 克、鳖甲 10 克、骨胶 10 克，煮化约剩汁 200 毫升，放精盐适量，再烧开，入盆内晾凉即成膀肉，切碎分 2 日吃完。再如凉血粥：取生地黄 18 克、侧柏叶 12 克、女贞子 12 克、旱莲草 12 克、生黄芪 18 克、鸡血藤 15 克、茜草根 12 克、玄参 12 克，用纱布包好放入锅内，再放入淘洗干净的大米 50 克，清水适量，加热熬煮，待米烂去纱布包即可。后者可选用生地黄、党参、黄芪、栗子、大枣、花生、大米、糯米、小蓟、茜草根、鸡血藤、升麻等，所配药膳如九宝益气摄血粥：取党参 12 克、黄芪 18 克、小蓟 15 克、茜草根 12 克、升麻 3 克，用纱布包好，放入锅内加栗子肉 20 克、花生 20 克、大枣 10 枚、大米 50 克，清水适量，煮粥，待米烂即可。又如摄血益气糕：取党参 12 克、黄芪 18 克、小蓟 12 克、茜草根 12 克、升麻 4 克，用纱布包好，放入锅内加水适量煎 20 分钟，滤出汁，再加适量水煎 15 分钟，再滤出汁。将 2 次汁合并，倒入锅内，放入淘洗干净的大米 25 克、糯米 25 克、栗子肉 20 克、花生米 20 克、去核大枣 10 枚，焖到花生、栗子酥烂，晾凉，团成核桃大小球，上屉蒸熟即可。

4. 出现贫血的食疗

抗癌化疗药物使用后常可引起骨髓抑制而出现贫血，同时还可出现一系列临床症状，如面色苍白、倦怠无力、头晕心悸、少气懒言、食欲不振等，这些症状从中医学角度分析属气血两亏，治疗当选用气血双补之法，可选黄芪、党参、人参、当归、龙眼肉、大枣、枸杞子、生熟地、阿胶、女贞子等，所配药膳如气血双补粥：取生晒参 3 ~ 6 克、生黄芪 18 克、枸杞子 12 克、生熟地（各）12 克、竹叶 12 克，用纱布包好，放入锅内加水适量，烧开改小火煨 1 小时，加淘洗干净的大米 50 克、去核大枣 10 枚、龙眼肉 12

克，煮至米烂，去药包即可。又如双补荤素胨：取黄芪 18 克、党参 15 克、当归 12 克、生熟地（各）12 克、女贞子 12 克，用纱布包好放入锅内，加大枣 10 枚，清水适量，煎煮 30 分钟，将药包及大枣取出，大枣去皮核但不要弄烂，备用；将阿胶 15 克放入药汁中，烧开浓缩到 50 毫升时放入去核的大枣及龙眼肉 12 克、枸杞子 12 克，烧开后倒入盆内晾凉成胨即可食用。

5. 引起肝损害的食疗

抗癌化疗药物可引起轻重程度不同的肝功能损害，临床常可见到胁肋胀痛、脘闷腹胀、恶心、呕吐、食纳不馨、乏力身倦、大便溏稀等症状，这些症状按中医理论分析属肝气郁滞、肝胆湿热，治疗当用疏肝利胆、清热利湿之法。常用的食药有：茵陈、金钱草、柴胡、川楝子、郁金、栀子、香附、佛手片、黄花菜等。所配的药膳如栀子金花小窝头：取山栀子 9 克、金钱草 15 克、黄花菜 6 克、茵陈 15 克、柴胡 9 克、川楝子 9 克、郁金 12 克，水煎 2 次取汁 40 毫升，另取细玉米面 100 克放入盆内，加入煎好的药汁及小苏打 0.1 克将面和匀，制小窝头 10 个，上屉蒸熟，早晚各吃 5 个，连吃 1 周。再如茵陈金柴粥：取茵陈 15 克、金钱草 15 克、郁金 12 克、柴胡 9 克、香附 9 克，用纱布包，放入锅内，加水适量，再放入淘洗干净的大米 50 克，熬煮至米烂，去药包即可食用。

6. 出现泌尿系统反应的食疗

许多化疗药物都可引起泌尿系统反应，常可出现尿频、尿急、尿痛、尿赤热或尿血、少腹胀痛、腰痛等症状。以上症状按中医理论分析属膀胱湿热，当用清热解毒、利尿通淋法治疗，常用食药有瞿麦、萹蓄、通草、滑石、乌药、车前子、大小蓟、白茅根、赤小豆、绿茶、生薏苡仁等，所配药膳如赤豆苡仁通淋粥：取赤小豆 30 克、生薏苡仁 30 克、小米 15 克、大米 15 克，用水淘洗干净，放入锅内加水适量，然后放入用纱布包好的瞿麦 12 克、萹蓄 12 克、大小蓟（各）12 克、白茅根 15 克，熬煮至小豆酥烂，去药包即可食用。

（三）癌症患者放化疗后的忌口

癌症患者放化疗后饮食忌口是一个既重要又复杂的问题。如何把忌口贯穿于整个疾病的放化疗过程中，可以说是疾病康复快慢的关键。

采用放化疗医治癌症常可导致很多情况出现，常见的必须忌口有：

（1）肺胃阴虚：癌症患者放化疗后如果出现口干喜饮或咽干舌燥、咽痒干咳、烦躁恶心、舌光红无苔者属肺胃阴虚，当忌食辛热香燥，如辣椒、胡椒、生姜、生葱、韭菜、酒及一些干炒食品等。

（2）脾肺两虚：癌症患者放化疗后如果出现乏力气短、咳嗽有痰、食纳减少、腹胀便溏，甚则足面水肿等症状时，属脾肺两虚，当忌食、肥肉、辣椒、酒类等生冷油腻、辛辣刺激之品，以及黄豆、土豆、红薯等易胀气食物。

（3）热迫血行：癌症患者放化疗后如果出现吐血、衄血（鼻出血、齿龈渗血、皮下出血斑）、便血、尿血、月经过多等症状时，多属热迫血行出血，当忌食辛热香燥之品，所忌食物参前“肺胃阴虚”条。

（四）具有防癌抗癌作用的药膳食谱

1. 粥饭类

（1）豆根龙葵薏苡粥

【粥方组成】山豆根 15 克，升麻 6 克，牛蒡子 15 克，诃子肉 12 克，生薏苡仁 30 克，豌豆 20 克，大米 30 克，白糖 20 克。

【防治】喉癌。

【加工步骤】将山豆根、升麻、牛蒡子、诃子肉放入盆中，加清水迅速淘洗一下，捞进事先缝好的纱布袋内，用线将口扎紧；生薏苡仁、豌豆、大米分别淘洗干净。锅内放入清水少量，倒入淘洗干净的生薏苡仁、豌豆，烧开改小火煮 30 分钟待豆烂，放入药纱袋、大米及适量清水，煎煮 30 分钟，待米烂取出药纱包加入白糖即可。

【服用方法】1 日食完，早晚各食 1/2，连服 1 个月。服时粥不宜过烫。

【方义简说】方中山豆根、升麻、牛蒡子均有解热毒利咽喉之效，诃子肉敛肺降火、清音利咽，生薏苡仁清补脾肺之气，大米和胃，诸药合用有降火解毒利咽喉之功。从现代医学及营养学角度讲，山豆根、升麻、牛蒡子、诃子肉、生薏苡仁都具有不同程度的防治喉癌的效用。豌豆中含有较丰富的矿物质铁和钼，而铁元素具有提高机体免疫力的功能，钼元素可使强致癌物亚硝酸还原为氨。

（2）公英苋菜粥

【粥方组成】蒲公英30克，天南星12克，天葵15克，皂刺12克，苍耳子6克，鲜苋菜100克，大米80克，精盐适量。

【防治】鼻咽癌。

【加工步骤】将天南星放入砂锅内，加水适量煎煮20分钟后放入天葵、皂刺、苍耳子、蒲公英再煎20分钟，将汁滤去；加水再煎10分钟，去渣取汁。将两次所煎的药汁合入砂锅内，然后放淘洗干净的大米煎煮30分钟，再放淘洗干净切成小段的苋菜煮5分钟，加入精盐即可。

【服用方法】1日服完，早晚各服1/2，连服1个月。

【方义简说】方中蒲公英、天葵、苋菜清热解毒散结消肿，天南星散血消肿，苍耳子通窍消肿，皂刺消肿托毒，大米和胃，合用有解毒散结、通窍消肿之功。从现代医学和营养学角度看，蒲公英、天南星、天葵、皂刺、苍耳子等均具一定的防治鼻咽癌的作用，苋菜含丰富的具有抗癌作用的维生素A原。

（3）野菊天葵粥

【粥方组成】野菊花18克，天葵15克，山慈菇15克，赤芍12克，三棱9克，夏枯草12克，昆布12克，粗米50克，玉米渣30克，白糖20克。

【防治】甲状腺癌。

【加工步骤】将野菊花、天葵、山慈菇、三棱、赤芍、夏枯草、昆布放入锅内加水煎20分钟去渣取汁。将2次药汁合入砂锅内，然后放入淘洗干净的粗米、玉米渣，熬煮30分钟待米烂，加糖即可。

【服用方法】同“公英苋菜粥”。

【方义简说】方中野菊花、天葵、山慈菇等清热凉血、解毒消肿，三棱、赤芍破血化瘀，夏枯草、昆布清火消痰、散结消瘿，粗米、玉米渣和中开胃，合用有解毒散结消瘿之功。从现代医学及营养学角度讲，野菊花、天葵、山慈菇、三棱、夏枯草、昆布均具有一定的防治甲状腺癌的作用，粗米、玉米渣含有丰富的不溶性纤维素，能稀释肠道内的各种致癌物。

（4）百合胡萝卜猪肝饭

【饭方组成】百合18克，杏仁12克，制南星12克，天葵12克，半枝莲30克，大米100克，胡萝卜50克，猪肝50克，精盐适量，花椒8粒。

【防治】肺癌。

【加工步骤】将杏仁、制南星、天葵、半枝莲放入砂锅内加水适量煎煮20分钟，滤出药汁，再加适量水煎煮20分钟，去渣取汁。将2次药汁混合倒入砂锅内，然后放入淘洗干净的大米、百合，洗净切成丁的胡萝卜、猪肝，精盐和花椒泡过的水，烧开改中火焖至汁尽，改微火再焖15分钟即可。

【服用方法】为1日量，早晚各食1/2，连食1个月。

【方义简说】方中天葵、半枝莲清热解毒散结，杏仁、制南星化痰散血消肿，百合清痰火补虚损，大米、胡萝卜补气开胃，猪肝养血，合用可解毒化痰、散血消肿。从现代医学和营养学角度讲，天葵、半枝莲、百合、杏仁、制南星均有不同程度的防治肺癌的作用；胡萝卜、猪肝含有极丰富的具抗癌作用的维生素A及A原。

（5）百合胡萝卜猪肝粥

【粥方组成】百合18克，风尾草18克，蛇莓18克，败酱草18克，大米50克，胡萝卜50克，猪肝50克，精盐适量，花椒8粒。

【防治】肺癌。

【加工步骤】风尾草、蛇莓、败酱草用清水迅速漂洗一下，捞入事先缝好的纱布袋内，用线将口扎紧，百合、大米分别淘洗干净，胡萝卜洗净切成小丁，猪肝亦切成小丁。砂锅内放适量清水，将药袋、大米、百合依次放入，烧开改小火，煎煮20分钟，放入胡萝卜丁、猪肝丁、精盐及花椒泡过的水烧开，再煮10分钟，去药袋即可。

【服用方法】为1日量，可顿服，亦可早晚各服1/2，连服1个月。

【方义简说】方中风尾草、蛇莓、败酱草等清热解毒、行瘀散结，百合清痰火、补虚损，大米、胡萝卜补气开胃，猪肝养血，诸药全用可以达到解毒、行瘀、化痰、散结的作用。现代医学及营养学认为，风尾草、蛇莓、败酱草、百合均有一定的防癌抗癌作用，胡萝卜、猪肝富含具抗癌作用的维生素A及A原。

（6）荠菜猪肝粥

【粥方组成】山豆根12克，山慈菇15克，天葵15克，白花蛇舌草30克，鲜荠菜50克，猪肝30克，大米50克，精盐适量。

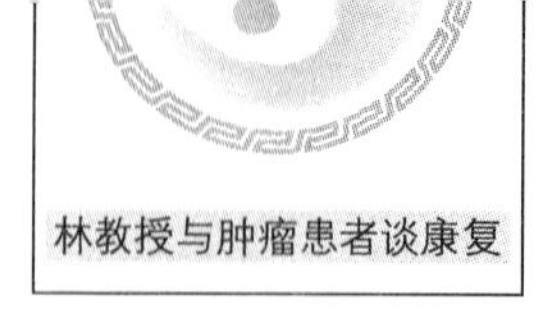

【防治】食管癌。

【加工步骤】将山豆根、山慈菇、天葵、白花蛇舌草用清水迅速漂洗一下，捞入事先缝好的纱布袋内，用线将口扎紧，放入砂锅中。然后放入淘洗干净的大米及适量清水煎煮30分钟，去药袋，放入切成末的猪肝、洗净切成段的荠菜，煮开10分钟，放入精盐即可。

【服用方法】同“百合胡萝卜猪肝粥”。

【方义简说】方中山豆根、山慈菇、天葵、白花蛇舌草等清热解毒、化瘀散结，大米益气和胃，猪肝养血补肝。合用可使邪而正不伤。从现代医学及营养学角度分析，山豆根、山慈菇、天葵、白花蛇舌草均具有防治食管癌的作用。荠菜、猪肝内含有大量维生素A及A原，猪肝内又含有丰富铁元素，而维生素A、A原及铁元素分别具有提高机体免疫功能、抑癌抗癌的作用。

（7）大枣栗子饭

【饭方组成】龙葵15克，半枝莲30克，败酱草18克，蚤休12克，僵蚕12克，诃子12克，大米50克，黑芝麻50克，栗子50克，大枣10枚。

【防治】食管癌。

【加工步骤】将龙葵、半枝莲、败酱草、蚤休、僵蚕、诃子用清水泡2小时，烧开煎煮20分钟，滤出药汁，再加水煎15分钟去渣取汁。将2次药汁合入砂锅内，放入洗净去核的大枣及栗子肉开锅焖30分钟即熟。吃时可加适量白糖。

【服用方法】同“百合胡萝卜猪肝饭”。

【方义简说】方中龙葵、半枝莲、败酱草、蚤休清热解毒、行瘀、消痈，僵蚕化痰散结，诃子苦降泻火，大米、栗子、大枣补气和胃，黑芝麻滋养阴血，诸品合用可达解毒、化瘀、化痰、散结之功。从现代医学及营养学角度讲，龙葵、半枝莲、败酱草、蚤休、僵蚕、诃子均具一定的防治食管癌的作用，大枣含有使癌细胞转化为正常细胞的成分分（CAMP），黑芝麻富含具有防癌抗癌作用的微量元素硒和铁，栗子含有较丰富的具抗癌作用的维生素A。

（8）无花果大枣粥

【粥方组成】蒲公英18克，败酱草18克，白花蛇舌草30克，无花果

30克，僵蚕12克，大米50克，大枣10枚，白糖20克。

【防治】胃癌。

【加工步骤】将蒲公英、败酱草、白花蛇舌草、僵蚕等用清水泡2小时后烧开，煎20分钟滤出汁，加水再煎15分钟去渣取汁。再将两煎药汁合入砂锅内，然后放入去核洗净的大枣、淘洗干净的大米煎煮30分钟，待米烂，撒上洗净绞成泥的无花果酱及白糖搅匀即可。

【服用方法】为1日量，可1～2次服完。服用时间不限，连服1个月。

【方义简说】方中蒲公英、败酱草、白花蛇舌草、无花果清热解毒、行瘀消痛，僵蚕化痰散结，大米、大枣补气和胃，合用有解毒行瘀、化痰、散结之功。从现代医学角度讲，蒲公英、败酱草、白花蛇舌草、僵蚕、无花果、大枣均具防治胃癌的作用。

（9）藤梨大枣粥

【粥方组成】天葵子18克，藤梨根30克，半边莲30克，三棱12克，生穿山甲12克，大米50克，大枣10枚。

【防治】肝癌。

【加工步骤】将天葵子、藤梨根、半边莲、三棱、穿山甲等用水泡2小时，加热烧开，煎煮20分钟，滤汁；再加水煎20分钟去渣取汁。将2次煎的药汁合在一起倒入砂锅内，然后放淘洗干净的大米及去核大枣，煎煮30分钟待米烂、枣熟，撒入适量的白糖即可。

【服法】同“无花果大枣粥”。

【方义简说】方中天葵子、藤梨根、半边莲清热解毒、消肿散结，三棱破血消积，穿山甲通经消肿，大米、大枣益气和胃，合用有清热解毒、破血散结之功。从现代医学角度讲，本粥中所有成分除大米外均具防治肝癌的作用。

（10）三米粥

【粥方组成】无花果30克，牛蒡30克，凤尾草18克，半枝莲30克，生地榆12克，粗米20克，大麦20克，高粱米20克。

【防治】肠癌。

【加工步骤】将无花果、牛蒡、凤尾草、半枝莲、生地榆加水泡2～4小时，烧开煎煮20分钟滤汁，再加水煎20分钟去渣取汁。将两煎药汁合入砂锅内，然后放入粗米、大麦、高粱米，烧开改微火熬 40 ~ 50 分钟，见高粱米熟烂即可。

【服用方法】同“无花果大枣粥”。

【方义简说】方中无花果、牛蒡、凤尾草、半枝莲清热解毒、消肿散结，生地榆清热凉血、泻火敛疮，粗米、大麦、高粱米和中开胃，合用可起解毒凉血、散结敛疮之功，同时无花果、牛蒡、凤尾草、半枝莲、生地榆等又都具有一定的防治肠癌的作用。三米（粗米、大麦米、高粱米）富含不溶性纤维素及一定量铁元素，而不溶性纤维素有稀释肠道内各种致癌物质的作用，铁元素又能提高机体免疫功能。

（11）百合菠萝粥

【粥方组成】山慈菇 18 克，蒲公英 18 克，天葵 18 克，瓜蒌 24 克，贝母 9 克，干百合 15 克，菠萝肉 30 克，大米 50 克。

【防治】乳腺癌。

【加工步骤】将山慈菇、蒲公英、天葵、瓜蒌、贝母放入砂锅内加水适量浸泡 2 小时，然后烧开煎煮 20 分钟，滤出汁，再加水煎 20 分钟去渣取汁。将两煎药汁合入砂锅内，同时放入洗干净的干百合煮 20 分钟，待百合发开，加入淘洗干净的大米熬 30 分钟，见米开花撒入切成片的菠萝肉及适量的白糖即可。

【服用方法】为 1 日量，分早晚 2 次服用，每次服用前需温热。

【方义简说】方中山慈菇、蒲公英、天葵清热解毒、消痛散结，瓜蒌、贝母、宽胸化痰散结，百合清痰水、消疮肿，菠萝、大米益气生津、和中开胃，合用有清热解毒、宽胸消痛、化痰散结之功。此外，山慈菇、蒲公英、天葵、瓜蒌、贝母、干百合又都具有一定程度的防治乳腺癌的作用，菠萝中尚含较丰富的具有抗癌、提高机体免疫功能的维生素 C。

（12）腰片蘑菇粥

【粥方组成】金银花 18 克，蒲公英 18 克，败酱草 18 克，三棱 9 克，莪术 9 克，猪腰子 1 对，大香菇 6 枚，大米 50 克。

【防治】子宫癌。

【加工步骤】将金银花、蒲公英、败酱草、三棱、莪术放入砂锅内加水适量泡 2 ~ 4 小时，然后烧开，煮 20 分钟，滤出药汁，再加水适量煎 20 分钟去渣取汁。将两煎药汁合于砂锅内，同时放入淘洗干净的大米、泡发香菇的第一遍汁及泡开并切碎的香菇丁，煎煮 25 分钟后，放入去掉腰筋并切成片的猪腰煮 5 分钟，加适量料酒、食盐即可。

【服用方法】同“百合菠萝粥”。

【方义简说】方中金银花、蒲公英、败酱草清热解毒、行瘀消痛，三棱、莪术破血消积，猪腰补肾育阴，香菇、大米补气益胃，合用有清热解毒、破血消积之功。此外金银花、蒲公英、败酱草、三棱、莪术都具有一定的防治子宫癌的作用，猪腰富含可使致癌物亚硝酸还原为氮而起防癌作用的微量元素钼，香菇富含具有抑制致癌物并加速解毒的微量元素硒。

2. 菜肴类

（1）胡萝卜柿子椒炒肝尖

【菜肴组成】干地龙 12 克，土鳖虫 12 克，野菊花 18 克，生甘草 6 克，胡萝卜 30 克，猪肝 100 克，柿子椒 30 克，大蒜 10 克。

【防治】舌癌。

【加工步骤】将干地龙、土鳖虫、野菊花、生甘草同时放入砂锅内，加水适量烧开，煎 20 分钟，滤出汁后再加水煮 20 分钟，去渣取汁。然后将两煎药汁混匀烧开浓缩成 50 毫升。猪肝、胡萝卜、柿子椒分别切成眼形片（猪肝片略大，胡萝卜、柿子椒略小）；再将猪肝加适量淀粉拌匀过油炸熟；锅内放入少量油烧热，倒入少量葱、姜末及胡萝卜、柿子椒片，煸炒至熟，依次放入炸过的猪肝、水淀粉、精盐、料酒及药汁，煸炒 1 ~ 2 分钟，待汁熟倒入砸烂的蒜泥即可。

【服用方法】为 1 日量，每日吃 1 次，连吃 1 个月为 1 个疗程。

【方义简说】方中野菊花、生甘草清热解毒，干地龙清热通络，土鳖虫破血逐瘀，大蒜解毒散痛，胡萝卜、柿子椒和中开胃，猪肝补血养肝，诸品合用有清热解毒、破血逐瘀，散结通络之功。从现代医学和营养学角度讲，野菊花、生甘草、干地龙、土鳖虫、大蒜都具有一定的防治喉癌的作用，胡萝卜、猪肝均富含具抗癌作用的维生素 A 或 A 原，柿子椒富含具有提高机体免疫功能且具抗癌作用的维生素 C。

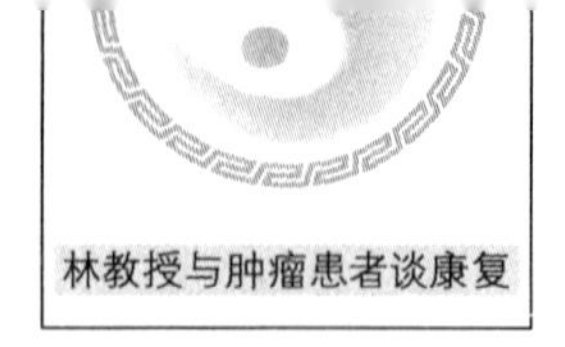

（2）爆三样

【菜肴组成】蒲公英18克，蚤休18克，金银花30克，皂刺12克，苍耳子6克，猪通脊肉30克，猪肝30克，猪腰子1个，青蒜50克。

【防治】鼻咽癌。

【加工步骤】将蒲公英、蚤休、金银花、皂刺、苍耳子放入砂锅内，加水适量浸泡2～4小时，烧开煎煮20分钟，滤汁，加水再煎20分钟，去渣取汁。再将两煎药汁合入砂锅内，浓缩到45毫升；将猪通脊肉、猪肝分别切片，猪腰子去腰筋亦切成片，然后分别撒上干玉米淀粉（猪通脊肉加适量料酒、酱油）拌匀，分别过油炸熟。青蒜择洗干净切成段；将药汁倒入小碗内兑入料酒、酱油、精盐、水淀粉。炒锅内加适量素油烧开，倒入兑好的药汁炒至汁熟，倒入炸熟的猪肝片、猪腰片、通脊肉片，略翻炒后，撒上青蒜段及味精拌匀即可。

【服用方法】为1日量，一次食用，时间不限但需配主食吃，连用1个月。

【方义简说】方中蒲公英、蚤休、金银花清热解毒，消肿散结，皂刺消肿、托毒、排脓，苍耳子宣通鼻窍，猪通脊、猪肝、猪腰子养阴、补血、益肾，青蒜消食开胃；合用有清热解毒、通窍散结之功。从现代医学及营养学角度讲，蒲公英、蚤休、金银花、皂刺、苍耳子均具有一定程度的防治鼻咽癌的作用，猪肉、猪肝、猪腰子都含有丰富的具抗癌作用的微量元素硒，另外猪肝又富含具防癌抗癌作用的维生素A，青蒜富含具防癌抗癌作用的维生素C。

（3）拌海带

【菜肴组成】天葵18克，山慈菇18克，野菊花18克，干海带50克，夏枯草15克，大蒜3瓣。

【防治】甲状腺癌。

【加工步骤】将天葵、山慈菇、野菊花、夏枯草装入缝好的纱布袋内，与海带同放入砂锅中加水适量泡6小时，然后加热烧开煮40分钟至海带松熟，取出海带晾1日，同时将煮海带汁浓缩至50毫升。待海带五成干时，泡入浓缩的药汁中，使药汁全部吸入海带内，将海带切成细丝，上锅蒸半小时后，放入盘内；将大蒜放入碗内加少许盐砸成泥状，然后兑入适量酱油、香油、醋即成三合蒜汁，将此汁撒在海带上拌匀即可。

【服用方法】同“爆三样”。

【方义简说】方中天葵、山慈菇、野菊花清热解毒、散结消痈，大蒜解毒消肿，海带、夏枯草化痰散结，合用有解毒化痰、消痈散结之功。此外天葵、山慈菇、野菊花、大蒜、海带、夏枯草又都具有一定的防治甲状腺癌的作用。同时海带还富含具有防治癌症、稀释肠道内致癌物质作用的微量元素硒、碘及不溶性纤维素。

（4）冰糖百合银耳

【菜肴组成】鲜百合 100 克，水发银耳 50 克，蜂乳 5 克，蜂蜜 30 克，冰糖 100 克。

【防治】肺癌。

【加工步骤】将冰糖、蜂乳、蜂蜜同时放入砂锅内，加水适量烧开，至冰糖全部溶化，加入择洗干净的百合、银耳煮 10 分钟即可。

【服用方法】为 1 日量，可分 2 ～ 3 次食入，连食 1 个月为宜。

【方义简说】方中鲜百合补肺润肺、清痰火、消疮肿，银耳益胃清肺、治肺痛、肺痿，蜂乳、蜂蜜、冰糖和中益气、甘缓解毒，合用有解毒、化痰、润肺、消痈之功。从现代医学角度分析，百合、银耳、蜂乳、蜂蜜均有一定的防治肺癌作用。

（5）煨牛肉

【菜肴组成】山豆根 12 克，山慈菇 15 克，天花粉 15 克，藤梨根 30 克，牛肉 100 克。

【防治】食管癌。

【加工步骤】将山豆根、山慈菇、天花粉、藤梨根放入纱布袋中，将口扎紧，牛肉切成核桃大块；将牛肉块放入砂锅内加水烧开，撇去血沫，放入葱 1 段、姜 1 片、花椒 6 粒、料酒 10 毫升及装药的纱布袋再烧开，改微火煮 40 分钟，去药袋，再煮 1 小时，至牛肉烂熟加适量精盐即可。

【服用方法】同“冰糖百合银耳”。

【方义简说】方中山豆根、山慈菇、藤梨根清热解毒、消痈散结，花椒善治痈肿疮疡，能消肿排脓，牛肉补中益气，合用有解毒散结之功。此外，山豆根、山慈菇、藤梨根、天花粉均有一定的防治食管癌的作用，牛肉中富含具一定的抗癌作用的矿物质硒和铁。

（6）扒大枣杏仁核桃泥条

【菜肴组成】大枣50克，杏仁30克，核桃仁30克，扁豆50克，白花蛇舌草30克，败酱草30克，白糖30克。

【防治】胃癌。

【加工步骤】将大枣煮烂去皮，核碾成泥，扁豆煮熟去皮再碾成干沙，杏仁、核桃仁分别炒熟绞成泥，白花蛇舌草与败酱草用水煎3次，每次煎20分钟，去渣。将三煎药汁合入砂锅内，加白糖15克，浓缩至50毫升；取小盆1个，将枣泥、干豆沙、杏仁泥、核桃泥、药汁依次倒入盆内，拌匀，制成枣核状条，即成大枣杏仁核桃泥条，码入汤碗内；锅内放适量水加白糖15克烧开，淋入适量水淀粉勾芡，待芡熟倒在大枣杏仁核桃泥条上即可。

【服用方法】为2日量，每日食1/2，将1/2量分2 ~ 3次服用，连用1个月为宜。

【方义简说】方中白花蛇舌草、败酱草清热解毒、行瘀散结，杏仁降气行痰、润燥消积，核桃仁润燥化痰、散肿毒，大枣、扁豆益气、健脾、和胃，合用有清热解毒、行瘀散肿之功。从现代医学角度讲，白花蛇舌草、败酱草、大枣、杏仁、核桃仁、扁豆均有一定的防治胃癌作用。

（7）排骨汤

【菜肴组成】藤梨根60克，半枝莲15克，半边莲15克，排骨200克。

【防治】肝癌。

【加工步骤】将藤梨根、半枝莲、半边莲放入事先缝好的纱布袋内，排骨剁成5块；将排骨放入砂锅内，加水烧开，撇去血沫，依次放入装药的纱布袋，料酒10克、花椒6粒、葱1段，姜1片，烧开改小火煮30分钟，去药袋再煮30分钟，待排骨烂熟加精盐适量即可。

【服用方法】为1日量，一次连汤服，应与主食同用，宜连服1个月。

【方义简说】方中以藤梨根、半枝莲、半边莲清热解毒、消痈散肿，排骨肉养血滋阴，合用有清热解毒、益血养阴之功。从现代角度分析，方中藤根、半枝莲、半边莲、三棱均有不同程度的防治肝癌的作用。

（8）清炖猪肝肠

【菜肴组成】黄药子 15 克，牛蒡 30 克，冬瓜子 30 克，猪肝 50 克，清洗干净的猪肠 150 克。

【防治】肠癌。

【加工步骤】将黄药子、牛蒡、冬瓜子放入事先缝好的纱布袋内，猪肝切成片、猪肠切成段；将切好的猪肝、猪肠放入砂锅内加水烧开，撇去血沫，依次放入料酒 20 毫升、花椒 10 粒，葱 1 段、姜 1 片及药袋煮 40 分钟，去药袋再煮 40 分钟，待猪肠酥烂，加精盐适量即可食。

【服用方法】为 1 日量，可分成 2 份，早晚各连汤吃 1 份，当与主食同用。连服 1 个月为宜。

【方义简说】方中黄药子、牛蒡清热解毒、治恶疮肿瘘，冬瓜子主腹内结聚、专疗肠痛，猪肝补肝养血，猪肠润肠调血，合用有解毒散结之功。从现代医学角度分析，黄药子、牛蒡、冬瓜子均有不同程度的防治肠癌的作用，猪肝富含维生素 A 及微量元素硒、钼，而此 3 种元素均有防治癌症的作用。

（9）清炖百果肉圆

【菜肴组成】山慈菇 15 克，天葵 30 克，凤尾草 18 克，西瓜子仁 15 克，葵花子仁 15 克，松子仁 15 克，猪肉松 15 克，猪肉末 100 克。

【防治】乳腺癌。

【加工步骤】将山慈菇、天葵、凤尾草装入事先缝好的纱布袋中，扎紧口，西瓜子仁、葵花子仁、松子仁绞碎；将猪肉末放入碗内，依次加入葱末、姜末适量，料酒 10 毫升、精盐适量、西瓜子仁等三仁末、猪肉松及水淀粉适量，搅拌成丸子馅；砂锅内放水烧开，将丸子馅挤成 10 个丸子，放入水中煮开，撇去血沫，放入药袋炖 40 分钟，去药袋加适量精盐，料酒即可食。

【服用方法】同“清炖猪肝汤”。

【方义简说】方中山慈菇、天葵、凤尾草清热解毒、消痛散结，三种果仁补益气血，猪肉、肉松滋阴养血，合用即可解毒散结，又有调补气血，使邪去而正不伤。此外，山慈菇、天葵、凤尾草均有不同程度的防治乳腺癌的作用。三仁及猪肉松富含具有抗癌作用的矿物质铁，猪肉内含一定量的具防抗癌作用的矿物质硒。

（10）果仁鸡丁

【菜肴组成】蒲公英18克，败酱草18克，金银花30克，鸡脯肉100克，核桃仁30克，杏仁20克，松仁20克。

【防治】子宫癌。

【加工步骤】将蒲公英、败酱草、金银花放入砂锅内加水泡2小时，然后烧开煎20分钟，滤汁，再加水煎15分钟去渣取汁。将两煎药汁加热浓缩成45毫升；将鸡脯肉切成蚕豆瓣大小厚片，加淀粉、精盐适量搅拌匀，过油炸熟；将核桃仁、杏仁、松仁分别用油炸熟；锅内放少许素油，烧开，倒入用药汁及适量的淀粉、料酒、葱末、姜末、精盐、白糖兑成的汁，待汁熟放鸡丁及果仁，炒拌均匀即可。

【服用方法】为1日量，可配主食作为午餐或晚餐一次食入，宜连用1个月。

【方义简说】方中蒲公英、败酱草、金银花，清热解毒、行瘀消痛，三仁补气养血、化瘀散肿，鸡肉补精填髓，合用既补肝、脾、肾，又可解毒行瘀。从现代医学营养学角度讲，蒲公英、败酱草、金银花均具有一定程度的防治子宫癌的作用，三仁富含具防癌抗癌作用的矿物质铁和镁。

3. 膏饮小食品类

（1）黄药公英蜜膏

【食品组成】黄药子36克，山豆根36克，蒲公英36克，蚤休36克，白糖100克，蜂蜜30克。

【防治】舌癌、喉癌、牙龈癌、鼻咽癌。

【加工步骤】将黄药子、山豆根、蒲公英、蚤休放入砂锅内加水泡2～4小时，然后烧开煎20分钟，滤汁，再加水煎15分钟，去渣取汁。再将两煎药汁合为一处，加白糖继续煎熬浓缩至稠黏时，加蜂蜜熬至沸，停火即可。

【服用方法】为3日量，将蜜膏分为6份，每日早晚服1份，连服1个月。

【方义简说】方中黄药子、山豆根、蒲公英、蚤休等诸品具清热解毒、消痈散结之功，又具防治头面部癌症的作用。

（2）败酱天葵人参蜜膏

【食品组成】败酱草 30 克，天葵 15 克，石见穿 30 克，徐长卿 15 克，人参 9 克，蜂蜜 100 克。

【防治】肺癌。

【加工步骤】将败酱草、天葵、石见穿、徐长卿放入砂锅内加水适量浸泡 2 ~ 4 小时，人参放入搪瓷杯中加水烧开，改小火烧 1 小时；将浸泡过的药煎 3 次，每次煎 20 分钟，再将三煎所得药汁与人参汁放入砂锅内加热浓缩，煎至约 100 毫升时放入蜂蜜，熬至稠黏如膏时停火即可。

【服用方法】同“黄药公英蜜膏”。

【方义简说】败酱草、天葵可清热解毒、行瘀消痈，石见穿活血止痛，徐长卿解毒消肿，人参补气扶正，蜂蜜和胃补中，合用有解毒活血、消肿止痛之功。此外，败酱草、天葵、石见穿、徐长卿、人参又都具有一定程度的防治肺癌的作用。

（3）无花果三七大枣蜜膏

【食品组成】白花蛇舌草 30 克，藤梨根 30 克，无花果 15 克，三七 6 克，大枣 10 枚，蜂蜜 100 克。

【防治】食管癌，胃癌。

【加工步骤】将大枣、无花果劈开，三七砸碎，与白花蛇舌草、藤梨根一起放入砂锅内加水浸泡 2 ~ 4 小时，然后煎 3 次，每次煎 20 分钟；将三煎药汁放入砂锅内加热浓缩煎至 100 毫升时，放入蜂蜜熬至稠黏如膏时停火即可。

【服用方法】同“黄药公英蜜膏”。

【方义简说】方中的白花蛇舌草、藤梨根、无花果清热解毒、消散肿结，三七活血行瘀，止血定痛，大枣、蜂蜜益气和中，合用有解毒散肿，行瘀定痛之功。此外白花蛇舌草、藤梨根、无花果、三七、大枣均分别具有不同程度的防治食管、胃等消化道癌症的作用。

（4）公英贝母三七蜜膏

【食品组成】蒲公英15克，大贝母10克，三七6克，凤尾草15克，金银花15克，蜂蜜100克。

【防治】乳腺癌，子宫癌。

【加工步骤】将大贝母、三七砸碎，与蒲公英、凤尾草、金银花同放入砂锅内加水适量，泡2～4小时，泡后煎3次，每次煎20分钟；将3次所煎的药汁倒回锅中加热浓缩，煎到100毫升时加蜂蜜，熬至稠黏如膏状时停火即可。

【服用方法】同“黄药公英蜜膏”。

【方义简说】方中蒲公英、凤尾草、金银花可清热解毒、散结消肿，蒲公英善治痈，大贝母化痰散结，三七粉行瘀定痛，蜂蜜和中缓痛，合用有解毒、行瘀、化痰、定痛之功。此外，蒲公英、凤尾草、金银花、贝母、三七又都具有一定程度的防治乳腺、子宫癌等妇科癌的作用。

（5）牛蒡全蝎三棱蜜膏

【食品组成】牛蒡30克，败酱草30克，藤梨根30克，全蝎6克，三棱12克，蜂蜜100克。

【防治】肝癌，肠癌。

【加工步骤】将牛蒡、败酱草、藤梨根、全蝎、三棱同放入砂锅内，加水浸泡2～4小时，然后煎3次，每次煎20分钟；将三煎药汁合入砂锅内加热浓缩，煎到120毫升时加入蜂蜜，熬至稠黏如膏时停火即可。

【服用方法】同“黄药公英蜜膏”。

【方义简说】方中牛蒡、败酱草、藤梨根清热解毒，全蝎攻毒散结，三棱破血祛瘀、消积止痛，蜂蜜益气和胃缓痛，合用有清热解毒、祛瘀、消结、止痛之功。此外，牛蒡、败酱草、藤梨根、全蝎、三棱又均有不同程度的防治肝癌、肠癌的作用。

（6）三花饮

【食品组成】野菊花6克，蒲公英6克，金银花6克，牛蒡6克，黄药子6克，蜂蜜20克。

【防治】舌、喉、牙龈、鼻咽、甲状腺等癌的辅助治疗食品。

【加工步骤】将野菊花、蒲公英、金银花、牛蒡、黄药子用凉开水迅速漂洗一下，然后放入大搪瓷杯内，加入蜂蜜用沸水沏泡，晾温服用。

【服用方法】为1剂量，每日1剂，代茶频服。

【方义简说】方中成分均有清热解毒、散络消肿之功，对于舌、喉、牙龈、鼻咽、甲状腺等头面部癌症，有一定的辅助治疗作用。

（7）三草饮

【食品组成】白花蛇舌草12克，半枝莲12克，败酱草12克，大枣5枚，蜂蜜20克。

【防治】食管、胃、肝、肠等癌的辅助治疗食品。

【加工步骤】将白花蛇舌草、半枝莲、败酱草、大枣用凉开水迅速漂洗一下，然后放入搪瓷杯内，加入蜂蜜用沸水沏泡，晾温服用。

【服用方法】同“三花饮”。

【方义简说】方中白花蛇舌草、半枝莲、败酱草清热解毒、消散肿结，大枣、蜂蜜益气和胃。对于食管、胃、肝、肠等消化道癌症均有一定的辅助治疗作用。

（8）四根饮

【食品组成】藤梨根18克，茜草根12克，莪术6克，天花粉15克，干山楂片15克，蜂蜜20克。

【防治】乳腺、子宫、卵巢、绒毛膜上皮等妇科癌症的辅助治疗食品。

【加工步骤】将藤梨根、茜草根、莪术、天花粉用凉开水迅速漂洗一下，放入家用绞肉机绞碎，然后放入大搪瓷杯中，加入洗干净的干山楂片、蜂蜜，用沸水沏泡，晾凉服用。

【服用方法】同“三花饮”。

【方义简说】方中藤梨根清热解毒，茜草根止血祛瘀，莪术破血消积，天花粉消散肿痛，干山楂散瘀行滞，蜂蜜益肝止痛，合用有清热解毒、祛瘀散肿之力，对乳腺、子宫、卵巢、绒毛膜上皮等妇科癌症均有一定的辅助治疗作用。

（9）土茯苓膏

【食品组成】土茯苓3克，龙葵30克，蛇莓30克，莪术2克，白糖

100克。

【防治】膀胱癌。

【加工步骤】将土茯苓、龙葵、蛇莓、莪术放入砂锅内，加水适量，浸泡2～4小时，然后煎煮3次，每次煎20分钟；将3次煎煮出的药汁合入砂锅中，放入白糖加热浓缩，煎到稠黏如膏时停火即可。

【服用方法】同“黄药公英蜜膏”。

【方义简说】方中土茯苓、龙葵、蛇莓清热解毒、消散疮肿、兼以利尿，莪术破血祛瘀、消积止痛，白糖益气缓痛，合用有解毒散肿、破瘀止痛、利尿之功。此外，以上诸药均有一定的防治膀胱癌的作用。

（10）山楂糖膏

【食品组成】干山楂片30克，大枣10枚，牡蛎60克，蜈蚣3条，穿山甲15克，白糖100克。

【防治】骨癌。

【加工步骤】将干山楂片、大枣、牡蛎、蜈蚣、穿山甲加水适量，烧开改小火煎40分钟，滤出药汁，再加水煎20分钟去渣取汁；将两煎药汁及白糖放入砂锅内，加热浓缩至稠黏如膏状即可。

【服用方法】同“黄药公英蜜膏”。

【方义简说】方中蜈蚣祛风解痉、攻毒散结，牡蛎收敛固涩、轻坚散结，穿山甲活血通络，消肿排脓，山楂散瘀行滞，大枣、白糖补中和胃，合用有攻毒散结、行散消肿之功。此外，以上诸品，除白糖、大枣外，均有一定的防治骨癌的作用，大枣又含使癌细胞转化为正常细胞的成分。

（11）六制百合

【食品组成】土茯苓30克，赤芍30克，天南星12克，蜈蚣2条，干百合50克，白糖50克。

【防治】皮肤癌。

【加工步骤】将土茯苓、赤芍、天南星、蜈蚣放入砂锅内加水烧开，改小火煮40分钟，滤出药汁，再加水煎20分钟，去渣取汁；将两煎药汁合并加热浓缩至100毫升；将干百合用凉开水迅速漂洗一下后，放入浓缩的药汁中浸泡2小时，此为一制；将泡过的百合捞出晒干为二制；将晒干的百合再泡入药汁中，使药汁全部吸至百合上，此为三制；将泡过的百合晒成干，撒上糖拌匀，此为四制；将拌上糖的百合上锅蒸半小时至酥，此为五制；将蒸过的百合晒 8 成干，此为六制。此时即可食用。

【服用方法】为 2 日量，每日服用上量的 1/2，不拘时间零食，连服 1 ~ 2 个月为宜。

【方义简说】方中土茯苓清热解毒，蜈蚣攻毒散结，赤芍行血祛瘀，天南星化痰散结，干百合清痰火、消疮肿、补虚损，白糖益气缓痛，合用有攻毒散结行血消痰之功。若从现代研究讲，方中诸品除白糖外均有防治皮肤癌的作用。

气功养生抗肿，存正气除百病

一、气功养生更调心

气功在我国历史悠久。《黄帝内经》中云："上古之人，其知道者，形与神俱，而尽终其天年，精神内守，病安从来。是以志闲而少欲，心安而不惧，形劳而不倦。"这些原则，在几千年以后的今天，仍然有着十分重要的实际意义。战国时期的《行气玉佩铭》，为在十二面体的小玉柱上，铭刻着一套 45 个字的完整的练功呼吸方法："珩气，吞则蓄，蓄则伸，伸则下，下则定，定则固，固则明，明则长，长则复，复则天，天其本在上，地其本在下，顺则生，逆则死。"又如在长沙马王堆汉墓出土的葬品中，就有一幅描绘养生练功的"导引图"，图中画出的练功的各种姿势和动作，形象逼真，达到了出神入化的地步。历代以来，诸如此类关于气功养生的论述浩如烟海。随着历史的发展，人们也不断在把祖国的这一文化总结、提高。严格说来，练习气功也并不完全是单纯的练功问题，而是通过练气功的形式，不仅掌握一种祛病强身的方法，更重要的是在"调心"的过程中，注重自身的精神的修养，使自己能恬静愉快，怡情养性，心无杂念，不伤七情，从而建立起坚定的康复信心。进行意识方面的锻炼，这在一定意义上讲是头等重要的。

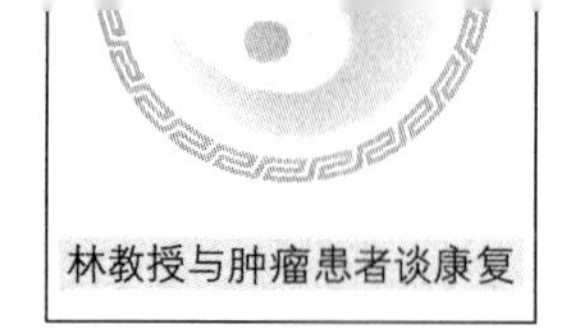

从古到今，我国气功锻炼方法繁多，流派不一，要求也不尽相同。有静功、动功、动静功，有内功、外功，有卧功、坐功、站功、行功。总的来说，都是调心、调息、调身的过程。所谓调心，就是调整、控制自己的思维意识活动，要求做到清心寡欲，恬淡虚无，百虑俱消，物我两忘，就是气功所强调的“人静”。调息，就是调整呼吸，一般讲气功对呼吸都有较严格的要求，一般原则应是呼吸顺乎自然，做到“细”“静”“匀”“长”，这是练气功的主要途径。调身就是练功时要保持一定的姿势，这是强身的主要手段。

长期以来，气功在保健方面，用于防治疾病，特别是防治慢性疾病，取得了巨大的成就，被人们赞誉疗效“神奇”。大量的临床研究证明，气功对于高血压、冠心病、慢性胃肠病、慢性肝胆病、慢性妇女病、神经衰弱等疗效卓著。同样，气功对于癌症的防治和康复也具有重要作用，已成为癌症的综合治疗诸多方法中的一种。

二、气功对肿瘤的抑制作用

气功这项古老而又神奇的医疗保健运动，几千年来为我国人民增强体质、防病治病，贡献了巨大的力量。近十几年来，气功又作为肿瘤综合治疗方法中的一种手段、肿瘤康复锻炼中的一种有效方法放出光彩。临床上见到很多这样的病例：

上海吴某，患直肠癌，1983 年 1 月手术。术后身体虚弱，食欲不振，下腹及会阴部隐痛，大便细小伴有黏液和血丝，常不成形，每日大便次数多达 15 次以上。经过练习空颈功半年，上述症状逐渐缓解、消失，食欲增加，饭量从每日 5 两增加到 8 两至 1 斤，大便次数也逐步减少到每日 4 ~ 5 次。

石家庄市杜某，1983 年 2 月经河北省医学院第四医院确诊为“贲门癌”，已不能手术，学习练鹤翔桩气功，兼治癌辅助功，练功 1 个月，食量增加，病情转轻。

广东杨某，1979 年 11 月确诊为鼻咽未分化癌，同年 12 月至 1980 年 2 月在广州某医院放疗。1981 年 3 月复发，口服环磷酰胺等抗癌药，同年 11 月右颈肿瘤已扩大到 3 厘米 ×4 厘米，即到汕头某医院进行放射治疗。放疗后鼻咽部黏膜粗糙，右侧且隆出，表面分泌物甚多，2 个月后面部水肿，精神明显萎靡不振。1982 年 3 月开始练习郭林新气功，8 个月后，鼻咽部两边黏膜光滑且对称，鼻咽正常，颈部残余肿物及纤维化组织基本消失，食欲大振，体重比以前正常时还增加 5 千克。

安徽叶某，患直肠癌，1981 年起，先后在上海、杭州等地住院化疗、中草药、冷冻疗法治疗，1982 年 2 月发现下腹部两侧（结肠部位）有 8 厘米 ×6 厘米、8 厘米 ×4 厘米肿块各 1 个，睾丸内侧有大小不等圆形肿块 3 个，颌下、颈部两侧有对称性蚕豆大肿块各 1 个，诊断为癌肿广泛转移。1982 年 6 月参加新气功疗法学习班，1 个半月后，体质逐渐增强，练功 1 年多，腹部两侧肿块完全消失，睾丸内侧及肛门部肿块亦软化萎缩，颈淋巴肿块消失。目前食欲旺盛，精力充沛，脸色红润。

河北杨某，内科医师，患霍奇金病，在北京某肿瘤医院手术、放射治疗后已 8 年，1980 年春，声音嘶哑，查声带部位有 0.3 厘米 ×0.8 厘米大小肿块，因不愿手术改投中医治疗，服中药 2 年，病情稳定，后又练养生站桩功，精神好转，声音嘶哑减轻，声带肿块亦有缩小。

北京肖某，乳腺癌根治术后，行化疗数程，3 年后双肺、淋巴结、骨等多处转移。她坚持练六字诀功，服中药，仍存活 5 年多。

像上面所举这些例子还有很多，别看他（她）们患的癌症种类不一样，年龄、性别不相同，所练气功亦不一致，却有一个共同点：通过练气功，都收到了不同程度的效果。

气功治癌并非始于今日，实则古已有之，如隋代巢元方所著《巢氏宣导法》一书中就有用气功治疗癥积（相当于现在的部分腹部肿瘤）的记载：“以左手按右胁，右手极形，除积及老血。”“向辰去枕偃卧，伸臂胫，瞑目闭口无息，极胀腹两足再息，倾间吸腹，仰两足倍拳，欲自微息定，复为之。春三、夏五、秋七、冬九，荡涤五脏，津润六府，所病皆愈。”又如明代孙文胤所著《丹台玉案》一书中也有用坐功治疗噎膈（相当于现在一部分食管、贲门肿瘤）的记载：“净心少坐，用意丹田，直穿过尾尻，尾尻行至泥丸，并九宫一转落下口中，虚咽一口送下，引至丹田……效妙通神。”像这样的记载还有不少。

气功是一种不同于其他保健锻炼形式的医疗与体育相结合的健身运动，它是练气与练意的功夫，能发挥人体内在的潜力，通过调身（姿势）、调心（意识）、调息（呼吸）来锻炼精、气、神，使体内真元之气得到增强，气血、脏腑、经络之功能得到调整，达到祛病强身的目的。

中医学认为，肿瘤的发生或由外来的风、寒、暑、湿、燥、火毒之邪侵犯人体，或过食五味，热饮嗜酒，或饮食不节，或内伤七情，脏腑亏虚等导致机体或气滞血瘀，气塞不通，血壅不流，积久成块；或痰湿结聚成积；或热毒内蕴、气血痰浊壅阻经络脏腑而成肿瘤；或脏腑失调，气血亏虚而成癥积。现代医学治疗癌瘤的几种有效手段，会对机体有所损伤：手术可将肿瘤切除，但可伤及正常组织，并有失血，中医谓之气血受损，脏腑功能失调；放射治疗虽对某些肿瘤有效，但却敌我不分，正常组织亦有所损伤，全身及消化道均有不同程度的毒副反应，甚至导致骨髓造血功能亦抑制，出现全身乏力、食欲不振等症状，中医谓之热毒之邪伤及气血，致使气血亏虚；化疗同样对机体有所损伤。气功则通过其独特的作用，既可针对病因进行治疗，又可弥补手术、放疗、化疗的某些缺陷。它是通过练功，以培育真气、调和气血、平秘阴阳、疏通经络为手段，达到扶正祛邪、行滞活络、调整阴阳、消肿散结的目的。

对于气功治疗肿瘤，用于康复保健的机制，国内有不少人进行过探讨，虽然尚不能完全阐述清楚，但有一些认识却是比较一致的。从各种文字报道中和实际访问中了解到，气功可以增强肿瘤患者的体质，提高生存质量。无论是气功家、肿瘤专家，还是肿瘤患者，都认为肿瘤患者练习气功，“只要得法，是有益的”。北京市肺部肿瘤研究所蔡廉甫医师等选了 7 名肺癌患者，练习郭林新气功：“每天早晨五点以前起床，选择空气新鲜的地方练功，每天坚持 4 个小时以上，练功前自觉症状明显，体质较差，通过 3 个月练气功，自觉症状都有明显的好转，而在睡眠、增进食欲、预防感冒、增强体质、恢复体力等方面尤为明显。”中山医学院附属肿瘤医院认为“练气功，对病后增强体质、增加耐力、振作精神、促进康复是大有好处的”，他们主张肿瘤患者练静功，因为在卧位或坐位下练静功可降低身体能量代谢率（下降约 20%），减少身体耗氧量（下降约 30%）。

有一些研究者观察了练功时白细胞的变化，普遍认为练习气功可以使白细胞保持在正常范围以内，练功前白细胞偏低者练功后可使白细胞回升至正常水平，原来正常者则无影响，从而推断练习气功似可对白细胞实行双向调节。

由于练习气功可使体质增强，同时又可使造血功能得到调节，这就为肿瘤患者的进一步治疗和加速康复提供了保证。一般讲，手术、放疗、化疗对于肿瘤有效，但不可能百分之百地将体内所有的癌细胞杀死，剩下的癌细胞只能靠机体自身的防卫系统来处置了，这就是人们常讲的免疫功能。从理论上讲，免疫系统是可以将残留的癌细胞全部杀死，有些肿瘤自行消退就是它的功劳。肿瘤的发生、发展，以及治疗后的复发和转移，免疫系统要承担很重要的责任。练习气功，能够提高机体的免疫监视水平，通过自身免疫监视能力的提高，达到康复和防止复发及转移的目的。南京中医药大学附属医院汪君梅医师等观察了 36 例不同组织类型的肿瘤患者练功前后（练功时间为 3 个月）体液免疫和细胞免疫功能的变化，结果显示，体液免疫中免疫球蛋白 IgG 增高显著，玫瑰花环试验（一种测定细胞免疫的试验方法）的结果说明细胞免疫能普遍提高。其他研究者的试验也得出了类似的结果。

一些专家认为肿瘤细胞是较正常细胞分化低级幼稚的细胞，各种功能和酶系统不完善，因此不具备正常细胞那样比较完善的调节功能，而改变机体内环境可使肿瘤细胞受到抑制或被消灭。酸碱度是构成机体内环境的一个重要因素，练习气功讲究调息，用主动控制呼吸的方法，吸进较多量的新鲜空气、排出较多的二氧化碳，使内环境向偏碱的方向转化，从而达到抑制癌细胞的目的。有一些研究说明：气功对病毒、细菌、肿瘤细胞有一定杀伤作用。有些研究证明，气功能提高机体 cAMP 浓度，使 cAMP / cGMP 的比值恢复正常。

这些研究工作从不同的侧面证明，气功是一种完全以调动人体内部器官功能和自身免疫自卫系统来向肿瘤细胞进攻的方法，因而它是肿瘤患者保健锻炼的一种有效方法。

建议肿瘤患者根据自己的病情和体质情况，选用适当的功法进行练习，这无疑是对患者治疗与康复极有好处的。

如果在癌症的治疗诸法中，气功所起的作用还在很大程度上是多属于辅助性的话，那么在癌症的康复过程中，气功所起的作用就要大得多。打个比方，治疗癌症时，气功还是某一方面军的士兵，那么在癌症康复阶段它就晋升为将军了。

气功在癌症康复诸法中所处的地位、所发生的作用被越来越多的人所重视。连许多外国专家也称颂道：“对以前被认为是‘非科学’的‘气功疗法’的研究，也证明了坚持练功，每天定时的高度放松，能起重要而持久的效果。”

癌症患者在经过手术、放射治疗或化学药物治疗以后，身体受到不同程度的打击，气血受损，脏腑功能失调，精、气、神均有不同程度的损伤。大多数患者伴发周身乏力、腰膝酸软、精神萎靡、食欲下降、失眠多梦等全身症状。此时，养气、养精、养神乃癌症康复之首要。气功可大显其身手。许多癌症患者通过练气功（以内养功为多）达到气旺、精足、神健的目的。

从发现癌症的那一天直到治疗告一段落的这个阶段，不少患者的思想可以说处于极度矛盾的状态。一方面希望自己能早日康复，另一方面又十分担心自己的病难好，情绪波动很大。其中相当一部分患者变得多疑起来，精神处于紧张、忧愁、焦虑，恐惧、不安之中；有些人变得烦躁易怒，意志消沉，沉默少语。虽然医务人员积极治疗，变化也不是十分明显。须知，情绪波动完全不利于康复，反而会加重病情，因为情绪波动必然会使本已虚弱的气血更加虚弱，使本已失和的脏腑功能更加紊乱。患者必须消除这些不利因素。练习气功可以说是很好的选择。

笔者曾经治疗过这样 2 例患者：均为右侧乳腺癌，几乎在相同的时期在同一个医院行根治术；2 位患者病期大致相仿，腋下淋巴结转移，同为“髓样癌”；年龄亦相差不大，一位 39 岁，一位 41 岁；手术后均在医院进行锁骨上区域的放疗。应该讲，这 2 位患者经过积极的治疗，进行有计划的康复锻炼，临床治愈是没有问题的。但由于对待癌症有不同的心理反应，采取了不同的态度，实际情况也截然不同。41 岁的周某是个乐天派，没有把病放在心上，虽被手术、放疗、化疗搞得很虚弱，但对生活充满信心。她出院后学习“郭林治癌新气功”，坚持锻炼，体质在较短的时间里便得到恢复，后又完成多程化疗，并且坚持练气功和间断服中药，现术后已 11 年了。虽年过半百，仍红光满面，整天十分快乐，如不知她的底细，根本就不知她是癌症患者。39 岁的陈某，原就是一位内向型的人，患病后整天愁眉苦脸，唉声叹气，很少到户外参加活动，常以泪洗面，体质长期未能恢复。劝她练气功，也以摇头叹气作答。她虽已完成了 5 个疗程的化疗，整天药不离口，癌细胞却不怎么友善，乘其体虚神弱而停留于骨盆，术后 2 年 8 个月发生骨盆转移，术后 3 年 4 个月即离开了人世。如果陈女士也像周女士那样正确对待病情，又坚持锻炼气功，虽不敢说也会像周女士那样完全康复，但肯定会有好处。临床中看到许多病期比她晚、体质比她还差的患者，由于在积极治疗的情况下又坚持锻炼气功，存活时间比她要长多了。一位已失去手术机会，颈部淋巴结和肺部转移的患者，坚持练气功、服中药，竟然生存了 6 年半之久，就是一个佐证。

如同打仗，对阵之前建立必胜信心者必胜，临阵胆怯者必败。不少的研究报告说明：明确的生活目标，健康的心态，积极的康复锻炼，是癌症患者康复的最佳模式。现代科学认为：“内环境的恒定是正常生命所需的必要条件。”癌症患者要康复，要如同健康人那样生活，也必需依赖内环境的恒定。气功锻炼可以通过调心、调身、调息的具体方法，帮助患者克服情绪的波动，建立健康稳定的心态，帮助患者建立起必胜的信心，也就是帮助患者达到“内环境的恒定”，这是其他康复手段所不能媲美的。

“复发”和“转移”是癌症患者康复的两大敌人，如果这两个敌人被消灭了，那么就可以说癌症的治疗问题就算基本上解决了。目前，世界上还没有哪一种办法百分之百的有效。防复发、抗转移的研究在不断进行，也取得了一些成绩。气功就是有效方法之一。尽管至今还没有揭开气功防复发、抗转移的奥秘，但其作用是确实的。

北京有一位原解放军政治部文化部的离休干部高文彬，被人们誉为“癌症明星”，他战胜晚期肺癌的事迹鼓舞了不少癌症患者。在他患癌 13 年后出了一本很好的书《癌症康复者谈抗癌——写给患癌朋友》。在书中他详细而客观地介绍了他 1976 年确诊为晚期肺后与癌症斗争的经过。从书中可以看出，他之所以能够战胜癌症，康复并恢复全日工作，气功是大功臣之一。不妨摘录几段：

“……1976年当我55岁时，被确诊患晚期肺癌，从那时到现在，已经13个年头了。”“1976年，我突然感到右肋像岔气似的疼痛，就去门诊部做X光透视，发现右肺叶不张……进行病理切片确诊为右肺中叶腺癌。1976年8月31日，我在中国人民解放军总医院做了开胸手术，但打开一看，纵隔淋巴、肺门淋巴结已有癌细胞广泛转移，当时医生认为，即使行全肺切除，亦难以彻底，就决定原封不动地‘关上’了。”

“1976年9月16日～11月11日做放疗，每星期5次，共8周40次。总量70戈瑞。1977年1月21日做化疗，滴注氟尿嘧啶脱氧苷，隔日1次，每次1克，共40天，20克。”

“在做放疗、化疗过程中，我的反应比较厉害。放疗中出现了放射性肺炎……化疗时反应就更加严重了，不想吃饭，一顿吃一两，不能睡觉，没有力气、头晕、头疼、下肢浮肿，走路像踩在棉花上一样软，肝功也不正常了，白细胞降至3000……”

“1977年5月，经人介绍到龙潭湖公园向郭林学习气功……开头做行功时，体力不行，一次只能走二三百步就累了，这离治病的要求远着呢。我就采取‘少吃多餐’的办法，每次少练点，每天多做几次，量力而行……经过3个多月，练功的功目、功时逐步加到每天早晨除做升降开合，定步同呼吸功目之外，做半小时自然行功，半小时快功………身体逐渐好转，体力、精力都好起来了。饭量一天吃七八两。睡眠不仅入睡快，而且睡得踏实。”

“由于身体各方面渐渐好转，从1978年3月开始，我就到离住地较远的北京玉渊潭公园八一湖畔去练功，从那时起，一直到现在，八九年来，风雨无阻。大雨天，就找个自行车棚在里边做。刮6级以下风，都在公园做……1979年，健康状况进一步好转，我就正式上班了。”

“1983年体检时，左边锁骨上窝摸到了一个花生米大的淋巴结……经中医、气功、饮食等配合治疗，大约半年左右时间，锁骨上窝淋巴结就逐步地消肿了。”

1985年，清华工会气功协会郭林新气功治癌组，对坚持练功的23名癌症患者做了比较全面的调查统计，有3人去世，占13%；健在20人，占

87%；其中情况良好，能基本正式工作的13人，占57%，这是一个令人振奋的数字。

在北京八一湖坚持练功的癌症患者一共32人，中晚期24人，占75%。健在22人，占68.75%，其中5～10年的13人，10～20年的4人，20年以上的1人，未手术者1人，有复发转移者3人，现在22人全部无癌生存。在死亡的10人中，其中未手术者4人，手术时有远处转移的3人。

这些雄辩有力的证据，足以说明气功在防癌症的复发、转移方面所作出的杰出贡献。

再看看几位癌症患者练功的体会。

袁某，女，北京啤酒厂工人。1982年冬确诊为右肺支气管腺癌。“我是一个23岁的姑娘，刚参加工作2年，生活对我来说才刚刚开始，难道就这样结束了？不！决不！我一定要活下去，我要闯过难关，求得新生。”1982年12月10日，她做了右肺切除术，1983年1月去北京医院做放疗，照射剂量为70戈瑞。此后就是中药，3月份去地坛参加气功学习班……通过2年多的练功，体重比以前增加近20千克，咳嗽也大为减轻，心率也正常了，脸色也好看多了。真是功到病除。“我已于1987年5月结婚，生活得很美满。”

庞某，男，地震仪器厂干部。“1980年我51岁时患了癌症，很快地住进北京通县肺部肿瘤研究所手术，切下的肿物为7.5厘米×7厘米×4.5厘米（鳞腺混合型癌），医生们说存活期3～6个月。”“我找到郭林，学习气功……现已活8年多了。”

万某，女，四川成都二十九中学教师。1975年右侧单纯性乳腺癌，做了根治手术，1977年秋发现肺门转移，肺内转移，在北京日坛医院化疗，同时苦练气功。化疗结束，大夫为我拍片检查，结果肺部病灶已明显消失，大夫用惊异的口气问我，“你用过什么药？做过其他什么治疗？”“我只是练了半年气功……”

三、肿瘤患者练气功，三调方法要记牢

气功功法有千百种，每一功法有它自己的练法，有不同的要求。但基本方法都是调身、调息、调心，万变不离其宗。调身、调息与调心称之为练功

三调，也是癌症患者练功必须遵循的基本方法。

调身，就是练功的姿势。每一种功法都有姿势选择的原则和要求。有人不太重视姿势，是不对的，俗话说“坐有坐相”“站有站相”，调身在气功锻炼中是三调之首，是调息与调心的先决条件。所谓“形不正则气不顺，气不顺则意不宁，意不宁则气散乱”。练功的姿势有多种，归纳起来包括站式、坐式、卧式和行走式。

以站式为例说明：

站式（亦称站桩式）：两脚平行分开，与肩同宽。头颈端正、下颌微收，含胸拔背，全身放松，两眼平视或微闭。站档式又有高位（膝关节微屈）、中位（膝关节弯曲后成120度的夹角）和低位（膝关节弯曲后成90度的夹角）。癌症患者多采用高位和低位。该式又根据手臂的不同姿势分自然式、三圆式、佛掌式、下按式和提抱式等不同的姿势。

（1）自然式：两手重叠，左右手的劳宫穴相对并放在小腹丹田部位，常采用高位站档式。

（2）三圆式：两手在胸前环抱状，两手心向里，左右五指自然分开，手指微屈，指尖相对，距离约为30厘米，双手成抱球状。双手的高度在胸、脐之间，常采用中位站档式。

（3）佛掌式：两手合掌，指尖向上立于胸前成拜佛样。常采用中位站档式。

（4）提抱式：两臂成弧形，两手在小腹前成上捧姿势，手与小腹距离约两拳，五指自然分开，指尖相对相距约30厘米，掌心向上。

（5）下按式：两臂屈肘，小臂前伸与地面平等，两手心向下，手指自然分开，成下按姿势。

四、新气功治癌功法

新气功是气功师郭林为癌症患者自我锻炼设计的一套功法。这套功法动静相兼，静中有动，动中有静。它强调内因的整体疗法，在临床上有较好的辅助治疗作用。郭林女士的新气功目前在全国各地广为流传，它为人们所接受的主要原因是对肿瘤患者有较好的治疗作用，通过该功法的练习不但增强了体质、活动了身体、调节了情志，还可以增加抗病能力。

通过有关部门的调查，目前全国肿瘤患者学习人数最多的是此功法，而且平均存活时间的也是此功法，“克癌明星”大会上，记者访问了很多生存时间长的晚期患者，他们的秘诀是三个法宝：①适当的西医治疗（根据不同时间选择手术、放疗或化疗）；②必要的中医用药；③气功锻炼必不可少。然而，在他们当中有相当一部分人做的是郭林气功。有一点需要注意的是：新气功疗法防治癌症，能起到抑制癌症、延年益寿的效果，但是在锻炼时不能急于求成。

（一）预备功

1. 松静站立

这是新气功疗法的各种势子活动预备功的基础势子。做这个势子时，总的要求是：思想要安静下来，排除不利于练功的各种杂念，对身体各部器官、肢体与神经系统要做到自然放松，不紧不懈。

（1）姿势：站立时，两脚平行分开，约与自己肩同宽。将脚分开时，先将一脚（左右不限，一般讲男先左后右，女先右后左）轻轻提起，放松，慢慢落于地面。脚尖先着地，脚后跟随着轻轻触地，同时放松另一腿。两脚跟站在同一直线上，两膝微曲，使弯度不得超过自己的脚尖，双膝、双胯自然放松，身体的重心落于两脚中间。双臂自然下垂，置于双腿的外侧稍前一点。手指自然微曲。身体保持正直、平衡，情态自然，心静神安。

（2）要领：双目轻闭站立，舌抵上腭，百会朝天，垂肩坠肘，含胸拔背，松腰收腹，提肛收臀，叩齿咽津，心静神安。

2. 三个气呼吸法

（1）松静站立：按照松静站立功的要领认真做好。

（2）手抱丹田呼吸式：当松静站立按要求做好后，双手轻轻地、慢慢地向腹前聚拢，两臂按照圆、软的诀法，像要抱物似的向腹前运动，开始时两手心相对，移至腹前，两掌心转向腹部，先将左手（男先左，女先右）的虎口放在肚脐处，使掌心的劳宫穴按在中丹田，再将右手（女为左手）的劳宫穴对准左手（右手）的外劳宫穴，重叠放在腹前。双手的位置放好后开始做呼吸动作。先用口呼，后用鼻吸，先呼后吸为补法，先吸后呼为泻法。癌症患者一般都用泻法。呼吸要做到轻、缓、深、长，但也不可故意追求深长。

（3）升吸法：按上述呼的动作，呼到一定程度后，便开始吸。吸时身体先不要伴随上升动作，保持呼气时的原位，切不要边吸边使身体上升，以免胸发生不适或憋气。一定要吸完后再慢慢地上来。上来时为自然呼吸。

3. 中丹田三开合法

中丹田在脐下 1.5 寸处。具体练法如下：

（1）松静站立。

（2）开法：预备功三个气呼吸做完最后一个呼吸时，把双手从“抱丹”式向身体两侧慢慢分开。开时两手手背相对，掌心向外，手指并拢，开的宽度略宽于自己的身体，这叫一“开”。

（3）合法：开后慢慢地翻手，使双手掌心相对，向腹前中丹田处聚拢，聚到双手要接触，尚未接触到时，称为一“合”。

按照上述开合法，反复做 3 次，就叫“中丹田三开合”。

（二）行功操练法

1. 中度风呼吸法自然行功

中度风呼吸法自然行功，是运用调息导引法来调整阴阳，调动内气运行，疏通经络脉道，达到防治疾病之目的。练功时从外形看好似闲庭信步，但产生的内气却是很强大的。这种功法，可以在路途上进行。每日清晨按此功法练功，持之以恒，便可收到防癌、治癌的效果。

这套功法在行走时也要注意迈步的方法，脚跟着地，脚掌部一定要自然竖起、虚实要分清楚，不要随便改变姿势，一些细小的动作也不可忽视。

（1）预备功法：①松静站立：松静站立要求从思想上和肢体上都要做到心安神静，怡神静气，松静自然。要严格按照练功的具体要领和功法做，不可草率行事。②做中丹田 3 个气呼吸。③再做中丹田三开合。

（2）正功练法

1）迈步走法：做完预备功后，慢慢地将眼睛睁开，眼皮放松，向前平视，像散步似地向前行走。行功的迈步方法，一般地说出脚的原则为男左女右（即男先迈左腿，女先迈右腿），癌症患者还可根据病灶所在一侧，决定迈步出脚次序。迈步的方法：左腿迈出时，要让左脚跟先轻轻着地，脚前掌部自然竖起。随着身体重心向左脚的移动，左脚自然放平后再开始迈右脚，右脚向前迈出落地时，也是脚跟先轻轻着地，脚掌自然竖起，身体的重心随着向右脚移动，右脚也就逐渐放平。接着再如前法迈出左脚。如此两脚轮流地一步一步地向前走。步法要有节奏，不要形成“八”字脚。要注意松腰、松胯，眼向前方平视（睁眼或闭眼均可），要做到所要求的“视而不见”“听而不闻”，以排除外界干扰，做到心安神静。同时要舌舐上腭。头要随着身体的动作转动，转头时要放松天柱穴处和脖后面的两条大筋，肩部也放松。

2）手臂摆法：迈步时，臂与手的摆动，要自然地与脚步配合好。当左脚跟轻轻着地时，右手要随着摆至中丹田前，左手与臂自然向后摆。当脚放平时，左臂与手随着右脚的向前迈进，由左后侧顺势摆至中丹田前，右臂与手自然地随之摆到右胯边。如此左右两脚轮流地向前迈进，左右两手也随着步子自然的摆动。

请注意：如当右脚跟着地时，左臂与手再开始向左后方摆动，右手向中丹田处摆，当右脚放平时，右手正对中丹田，手与丹田的位置相距约一拳为宜，左手正好放在右胯边。按照迈步与摆手的方法行进，反复操练，自然而有节律，不用力，不憋劲，轻松愉快，所以称此功为自然行功。在做此功时，不仅要注意动作的自然，而且动作时肩、肘、腕、全身诸关节都要放松，腋下要空虚，臂要保持弧形运动，不要绷直。否则，会影响气血的正常运行。

3）调息功法：自然行功用的调息方法是属风呼吸法。风呼吸法与气呼吸法不同，是用鼻吸鼻呼，先吸后呼，吸气时略带“风”声（即气息声），声音大小以自己刚能听见为度，不要太大，吸比呼声短促而略重，呼气声缓而略轻。自然行功的风呼吸法是两吸一呼为一息，即“吸、吸、呼”。而且呼吸要与步子互相配合。当迈左脚，脚跟着地时，马上做两个“吸”的动作，吸时头向正前方，当接着迈出的右脚脚跟着地时，使鼻做一个“呼”的动作，呼时头略侧。如此“吸、吸、呼”，“吸、吸、呼”……一步一步地向前行进。此是先迈左脚的呼吸配合法。如遇先迈右脚时也是右脚跟着地时做两个“吸”的动作，然后当又专家出的左脚脚跟着地时，再做一个“呼”的动作。两个吸的时间与一个呼的时间基本相等，不可偏长偏短，呼吸节律要自然，气顺神安。按照上述的“吸、吸、呼”，“吸、吸、呼”的节律行进的步行呼吸功法，称之为自然行动的呼吸配合法。

（3）收功法：欲要收功时，使身体由练功时的动作末式，恢复到行功开始时的松静站立姿势，站立一会儿，再做中丹田三开合和三个气呼吸等简式收功，做法与预备功中的中丹田三开合和三呼吸法相同，然后以松静站立姿势，做咽津功。在行起做功时口水可能会增多，产生的津液不要吐掉（但痰污不能下咽），要分三口，徐徐下咽，过喉头关、胃脘，直到中丹田，咽津功毕，就可将眼睛慢慢地睁开，即收功完毕。

（4）练养方法：中度风呼吸法自然行功的每个动作都是根据人体的生理、病理等科学道理而设计的。所以，行走时一定要注意迈步的方法，脚跟着地，脚掌部一定要自然竖起，虚实要分清楚，不要随便改变姿势，一些细小动作也不可忽视。

按照行功的方法，行走 15 分钟后，做三个气呼吸，再做一个中丹田三开合为一轮。做完一轮后，改成自然散步，5 ~ 10 分钟后，再依前法做第二轮。共做三轮即可收功。如果体质太弱，做完第一轮后感到太累，不能继续行走时，可以在做完中丹田三开合后收功后，坐下休息 5 ~ 10 分钟后接着做第二轮。第二轮做完后，再如前法休息，接着再做第三轮。最后按功法做好收功，即可结束。

2. 中度风呼吸法定步行功

中度风呼吸法定步行动，也可称“定步风呼吸法”。它主要是利用呼吸导引法和势子导引法的有机配合，吸进大量氧气，供给体内各器官的需要，从而增加脏腑器官的“营养”，提高免疫力，促进人体新陈代谢、“吐故纳新”的过程有规律地进行。古代练功家认为：“食生吐死，可以长存。”谓鼻吸之气为生，口吐之气谓死。导引行气，以攻所患，打通闭脉、祛除百病，这就是练功的主要目的。

定步行功的主要特点如下：

（1）地点固定：练功者可以选择自己理想的地方练功，如大树旁、小河边、花草地、庭院里、室内或阳台上，只要有“卧牛之地”，便可进行气功锻炼。这对于场地小、活动范围狭窄的练功场来说，是可供选择的最佳功目之一。固定地点，减少流动性，也能使学员利于排除外界干扰，更好地进行气功锻炼。

（2）动作固定：定步行功的具体动作，都是比较固定的，也比较简单，难度不大，而且易学易练。对那些固定的动作，可以循环往复，举一反三地连续锻炼，则收益更快，而且容易收到“事半功倍”的效果。

（3）呼吸与动作固定：步风呼吸法与气呼吸法不同，是用鼻吸鼻呼，而不像气呼吸法用鼻吸口呼。呼吸时，吸与呼都比较短促，而且呼吸与具体动作密切配合。一步一吸与一步一呼配合或一步两吸与一步一呼配合。这种定步呼吸法与肢体动作相配合的特点，带有鲜明的节奏性和一定的规律性，它可以打破人体的反常状态（病态）。

中度风呼吸法所用鼻吸鼻呼法呼吸时，鼻腔略带有气息的出入声，但其声音以自己刚刚听见为适度（即中度）。本功是气功新疗法防治疾病的基础功。而定步行功配合风呼吸法，不是单一的为了锻炼呼吸，而是主要为了培养人体的“真气”，为预防和治疗疾病创造更有利的条件。此功只能在清晨空气新鲜的地方进行，其他时间（午后、晚间）不宜练此功，其具体练法如下：

（1）预备功法：与“中度风呼吸法自然行功”同。

（2）正功练法

1）一般的定步行功

①左侧定步式：接预备功中丹田三开合的末式，将双手恢复到身体两侧的原出发位置，自然松垂。然后，将身体的重心移至右腿右脚，微屈右腿，并以右脚为轴，转体面向左前方，同时将左腿放松并轻轻提起，向前迈出一步，使提起的脚自然落于地面，左脚先着地，脚尖自然跷起。注意不要形成“八”字脚，左右两脚与腿要形成斜丁步。脚的着地位置最好站在一个等腰三角形的同侧相连的角点上，以脚后跟为准。随着身体长向重心脚转移，待身体的重心落于左脚时，左脚也随之而放平，右手松缓地提至中丹田前，但手不要贴着身子，手与丹田的距离约 3 寸为宜。同时，左手轻松地摆到左胯之外下方。双手摆时，腰、头、颈、身躯都要随之向左侧转，体略向前倾，

自然收小腹，周身放松，肩、肘、腕都要相应的自然放松，微曲，不要发僵发直。在这个姿势的基础上，当左脚跟着地时连做两个吸、吸。紧接着，身体重心前移，落于左脚上，左脚放平，右脚随着身体重心的移动，脚后跟自然的提离地面，脚尖点地。在这个姿势的基础上，做一个短呼气。左右两脚按上述的要求做好，不要随便移动脚步的定点位置，就像原地不停地步行一样，身体前后运动，循环往复，不离原地，保持斜丁步的行动姿势不变，故名“定步行功”。呼吸法：在肢体活动的同时，配合做两吸一呼（吸、吸—呼）的呼吸动作。当脸面转至正朝向左脚跷起的脚尖时，便使鼻做两个短促的吸、吸动作。当左脚随着身体的重心的前移放平时，两吸已经做完，左臂与手随着摆动至中丹田前，右臂与手臂摆至右胯外下方，当右脚跟自然拔离地面的同时，将身与脸面也转向右后方，这时做一个“呼”的动作。然后，按按前述动作要领，左脚尖又跷起时开始做第二次呼、吸动作，身体重心前移，当左脚恢复平着地面，右脚后跟又拔起时（脚尖点地），又开始做第二个“呼”的动作。这样随着身体重心的前后移动，身体的左右旋转，呼吸与肢体运动相互配合，反复做吸、吸－呼的动作，如此反复，共作九次，为一轮。做完九次两吸一呼的动作后，慢慢地收回左脚，身体恢复到原来松静站立时的姿势，再做一个丹田三开合和一个中丹田三呼吸，舌尖离开上腭放回原处，意念离开中丹田，将眼睛慢慢睁开，右侧定步风呼吸法定步行动，即告做完。可慢慢地走动一会，散一散步，然后再做右侧定步行动，也可左右两侧轮流作完后再休息一下。

②右侧定步式：基本上与左侧定步式功法相同，只是预备动作完成后，先出右腿右脚而已。右脚向前迈出一步，也是脚跟自然的先着地，脚尖跷起，再如前法配合做两个吸、吸。当身体重心前移时，左脚后跟自然地拔离地面，脚尖点地。其他动作均如前述方法，动作与呼吸要紧密配合。九次呼吸调息功配合动作做完后，收回右脚，恢复到松静站立的姿势。再做一个中丹田三开合和中丹田三个气呼吸，收功即告做完。

2）快动式行功：风呼吸法定步快动式行功，顾名思义，是一种呼吸与动作较快的定步行功，它的功式与动作要领，均与中度风呼吸法定步行功的功式与要领相同，只是在练此功时，动作要灵活，行功速度要略为快一点，这种练法适合患气管炎、神经衰弱症、低血压、血小板减少和各种癌症的患者。但合并有心脏病、高血压以及病情较重的患者，不能操练此种行功。

3）慢动式行功：练这个行功时，动作要求做得慢一些。同时呼吸的速度也要慢一些。例如：左脚在前，当左脚跟着地，脚尖跷起，配合呼吸时要连做两个吸、吸，随着身体重心的前移，左脚自然放平，右脚尖点地，脚后跟随之提起。当转动身体面向右后侧提起的右脚跟时，做一个轻微的“呼”气。这种“跷吸、点地呼”的呼吸与动作的配合法与一般的风呼吸操练法大致相同，只要求一切动作要缓慢、柔和、自然。这种慢动式定步行功适合于高血压、心脏病、肝炎等病情较重的癌症患者。由于体力太弱，行动困难，也可操练此功，以养真气，为练其他快式行功，创造有利条件。

4）肾俞式定步行功：肾俞式定步行功的做法，是以两手的“外劳宫”穴，分别贴在后腰部的两肾俞穴位上。此种功由于练功时的动作可快可慢，可分为快式、慢式两种练法。

快式：除手置放的位置有所不同之外，与一般风呼吸法定步行功的快动式的做法基本上相同。

慢式：做法与快动式的做法略有不同。当右脚在前，右脚跟着地，脚尖跷起时，身躯腰胯要放松，身体正面稍向右前侧倾斜一点。配合呼吸的方法是，趁右脚跟着地、脚尖跷起之时，连做两个“吸”的动作。身体的重心慢慢地向右腿右脚移动，重心落于右脚时，右脚放平后，左脚尖点地，脚后跟拔起时，就在转体面向左后方的，做一个“呼”的动作。在操练此式时，“吸、吸”要慢些，“呼”要更慢些。呼吸完毕，身体向前面转动恢复原状时，用自然呼吸法，千万不要憋气。这个调息方法的呼吸动作过程是，“吸、吸、呼、平”。“平”就是恢复自然状态下的呼吸，也可称为“歇息”。按照上述的调息过程进行连续的呼吸，反复操练，呼吸九次为一轮。做完一轮后，中间歇息一下，然后再做。最后欲收功时再做一个中丹田三开合和三个中丹田呼吸。恢复松静站立状态，收功毕。

3. 中度风呼吸法一步行功

中度风呼吸法一步行功主要有以下特点：

①每向前迈进一步，就紧密地配合着步伐做一次两吸一呼。呼吸强度

在本套功目中是属于功力比较强的一种调息功。②通过一步两吸一呼的呼吸导引与动作的密切配合，能使人体奇经八脉的“正气”加速运行，加强人体对“邪气”即致病因素斗争的能力，提高人体的免疫功能。③由于它每向前迈进一步都要配合一个“吸、吸、呼”，所以它能够恢复人体的阴阳失调状态，除了对气管炎、肺气肿、感冒等病有显著疗效外，还是防治肺癌和阻止其他癌细胞转移、扩散的重要功法。④它属于“攻”强于“守”的步行功之一，适合于体质较强的患者，对于体质较差的老、弱、病、残，就要通过对中度风呼吸法两步行功的一般锻炼，使体质提高以后，再改用此功防治癌症为宜。

其具体操练方法如下：

（1）预备功法：同前述的行功预备功。

（2）正功练法：分两种方法。

1）跟吸掌呼一步行功：当做完了预备功和中丹田三开合式以后，身体的重心慢慢地移至右腿右脚上，微屈腿膝，以右脚为轴转体向左，趋势将左脚提起，向左前方迈出一步，左脚跟一着地，脚尖自然跷起，即做两个短促的吸、吸。同时右臂与右手从体右侧的胯外方摆至胸前，左手随之后撤至左胯外下方，躯体连同头、颈随着左手后撤动作略向左转，面向左前方，身体稍前倾，重心落于左脚上，左脚平放的同时，脚掌一着地即马上作一个“呼”气。脚跟着地时连做两个短促的“吸、吸”，待脚掌一着地便做一个“呼”气，在同一只脚上，连续完成一个“吸、吸－呼”的全过程。做完一个，再将右脚向前迈进时，也同左脚动作时的呼吸配合方法一样，脚后跟一着地便做两个短促的“吸”气，脚前掌一放平便做一个“呼”气。如果先迈右脚，起步行走的方法与要领，也基本同先迈左脚行走时的方法一样，只是出左右脚的先后次序不同，方向相反而已。这种每前进一步都要配合一个风呼吸的功法，叫作“跟吸掌呼一步功”。行走时，摆手的动作要与前进的步伐协调一致，全身放松、灵活圆转，不低头、不哈腰、不凸臀、不探头，双目微闭平视，摆手迈步，向前行进，行走 20 分钟左右，便可酌情停步收功，这为一轮。自由休息几分钟后，再做第二轮，也如前述方法行走 20 分钟左右，每天早晨至少做两轮，也可根据自己体力情况，由自己酌情掌握练功时间和火候。

2）跟吸掌呼点步行功：其动作要领，基本上与中度风呼吸法一步行功相同，所不同的地方是要求操练点步行功时，如果先迈出左腿左脚，当左脚跟一着地，立即做两个短促的“呼”气。脚掌平放着地时，接着做一个“呼气”。这时，欲要前进时，将右腿右脚收回至左脚的内侧脚髁部处，使右脚尖点地，稍作停顿之意，叫做“平”气。这时采用“歇息”的自然呼吸方法调整呼吸，也就是常说的步行调息的一个全过程：“吸、吸－呼－平”。歇息完毕，提起脚尖向前迈出一步，也是脚跟着地时连做两个短促的“吸”，全掌着地时，接着做一个“呼”气。身体重心慢慢移到右腿右脚上，这时欲须迈左脚前进时，便将左腿随之收回至右脚内侧的内踝处，也是脚尖点地。如此行走，每前进一步，就要做一个点步的动作姿势。这种行功方法，有助于使体内产生“内气”和“电脉冲”，并错综交流。所以操作此种功法时，动作虽无惊人之处，而功力确是迅猛异常。它是行功调整人体阴阳的最佳功法之一。

4. 中度风呼吸法二步行功

中度风呼吸法二步行功，要求每向前迈进两步，配合做一次“两吸一呼”的调息引导法。比每向前迈进一步就配合做一个“两吸一呼”的调息导引来说，呼吸次数减少一半，呼吸强度也有所减弱，调息强度比一步行功的调息强度缓和一些，但其吸气吸氧量是足够用的。练功过程中，“歇息”（平）可以使吸入体内的新鲜空气与氧气等空气元素，“气化”得更好，但奇经八脉（任、督、冲、带、阳跻、阴跻、阳维、阴维）所产生内气的量与一步行功大致相等。所以这个功目有“攻守均衡”之特点，适合体质较差的患者进行锻炼。

（1）预备功法：同前述行功预备功。

（2）正功练法

1）左脚起步行走法：接着预备功的中丹田开合式的末式，趁势将右手从右侧提至中丹田，左手向左侧摆至左胯旁，同时躯体、头、颈略向左侧转动，身体重心落于右腿右脚上，微屈膝站稳，再将左腿左脚轻缓地抬起，向左前方迈出一步，脚跟着地，脚尖跷起，这里做短促的“一吸”，接着，身体的重心随着落于右腿右脚上，待脚放平站稳后，便将左腿左脚提至右脚的内踝处，左脚尖点地做一个“呼”气。手与臂的摆动方法均与步子的行走动作密切配合。这种每前进两步，做一个点步，配合做完“两吸一呼”的呼吸导引法，称为“中度风呼吸法二步行功”。

2）右脚起步行走法：动作要领均与左脚起步行走法相同。唯起步转体迈步的方向相反。可参照左脚起步行功法的动作要领，先迈出右脚向前行走。

（3）收功法：依照左脚和右脚的迈步行走法，交替行进，连续操练，欲要收功时，就不要前进了，只需将后面的脚跟上一步，与前平行站立，再做一个中丹田三开合，即可收功。

5. 中度风呼吸法三步行功

中度风呼吸法三步行功法是将“两吸一呼”改用三步来配合，所以它呼吸的气量和内气的运行情况，都比较接近于慢步行功。是属于“守”强于“攻”的功目。它除了有防治癌症外，还对低血压、贫血症、白细胞减少、慢性肝炎、糖尿病、心律不齐等有很好的作用。由于这一类患者体质多较弱，气血亏损严重，行走和呼吸不能太快，一定要轻松地闭上眼睛练，这样可以减少视神经冲动对中枢神经系统的干扰，而加强“内气”运行，更好地增加经络内的电流和电压。采用这种属于中强度的慢步行功来锻炼，对于防癌治病和尽快提高癌症患者的体质是最合适的。

（1）预备功法：同前述行功预备功。

（2）正功练法

1）左脚起步行走法：接着预备功中丹田三开合的合作动作，将在中丹田的右手略提到胸前，左臂与手后撤至左胯旁，躯干连同头、颈都随着臂与手的后撤动作，略向左前转动，身体重心移到右腿右脚上，左脚轻轻提起向前迈出一步，脚跟着地，脚尖跷着，这时做一个短“吸”气，随即左脚渐渐放平，中丹田前的右手，后撤至右胯旁，左手随之回摆至中丹田前，身体重心移至左腿左脚上，躯干、头、颈也随着身体重心的转移，而略转向右侧前方，将右腿右脚轻松地提起向前迈进一步，仍是脚跟着地，脚尖跷着，再吸一口气，然后又把右脚逐渐放平，双手向左侧摆，重心移至右腿右脚上，转体向左侧前方，左脚提起向前迈出一步，仍是脚跟着地，脚尖跷着，这里做一个“呼”气动作。从第一个步行至第三步，配合所做的“两吸一呼”导引法做完。这时，再把左脚逐渐放平，双臂与手向右侧摆动，移体重到左腿左脚上，这时右腿右脚放松不再向前迈出，只是将脚略微提起离地面，在原落脚地使脚尖点一下地。两臂与手的关节放松，松腕垂手，自然呼吸，或是“忘息”，这叫作“平息”。让体内的气息平衡地沉一下，使气血和体内的营养物质更好地“气化”，使内气更有顺序地进行。然后，再把点地的脚向前迈进，配合着右手向后撤，左手略向前上提，转体面向前方，体姿略向前倾，头略带抬意，这时再做下一个“两吸一呼”三步行功的第一个“吸”气，然后仍按前述行走与呼吸配合法顺序，继续前进。

2）右脚起步行走法：右脚起步行走法与左脚起步行走法的动作基本相同，唯一不同的是首先迈步的方向相反。可参阅左脚起步行走法的要领进行。

（3）收功法：如前述行功收功法。

6. 风呼吸法稍快行功

风呼吸法稍快行功，是气功防治癌症的必练的主要功目之一。行走时，一只脚跟着地时连做两个短促的“吸”气；另一只脚跟着地时再做一个短促的“呼”气，这种一只脚跟着地时连做两个“吸”，另一只脚跟着地时做一个“呼”的行功方法，是风呼吸法稍快行功的明显特点。一步两“吸”，一步一“呼”，节奏鲜明，息息有声。左吸右呼，右吸左呼，按步前进，不失比例。这种风呼吸法与快步行功的互相配合有滋肾水、调脾土、利肺金、润肝木、平心火的重大作用。

（1）预备功法：①可依次做预备松静站立→中丹田三个气呼吸→中丹田三开合等预备功。②也可依照升降开合松静功的功法要求，做一轮、两轮、三轮或按四个方向做一套后，再做本功目。

（2）正功练法

1）左脚起步行走法：接着预备功中丹田三开合的开式动作，或升降开合松静功的末式动作，将右手由右胯处摆至胸前，左臂与左手向后摆至左胯外下方，身体重心移至右腿右脚上，略转体，面向左侧前方，轻松地将左腿左脚提起，向前迈出一步，脚尖略跷，脚后跟着地，做两个短“吸”气，随即将左脚逐渐放平，胸前的右手后撤至右胯旁，左臂与右手同时摆至胸前，身体重心移至左腿左脚上，躯干和颈也随着身体重心的转移，转体向右前方，将右腿右脚轻松地提起，向前迈进一步，仍是脚尖跷起，脚跟着地，做一个“呼”气。一只脚跟着地时接着做两个短“吸”气，另一只脚跟着地时接着做“呼”气。这样，一步一步有节律地向前行进。行走时，配合呼吸的强度不要太大，可以略微弱一些。

2）右脚起步行走法：右脚起步行走法与左脚起步行走法的动作要领基本相同。唯一不同的是，起步的方向相反。

（3）收功法：按简式收功操练法。

（4）养练方法：练风呼吸法快步行功时，也要快慢相兼，不能顾名思义是“快”功，就以为呼吸“快”，行走也“快”，一味地追求一个“快”字。过快则急，过急则喘，喘而所竭，竭而气憋，憋气则气阴不通，此为练气功治病之大忌。呼吸时，“吸”气和“呼”气也不要太快太猛。因为身体太弱的人，内气（正气）太虚，邪气太盛，吸入的“外气”又较为刚硬，就容易使人发生不适感觉或出现偏差。所以将风呼吸法快步行功分为稍快、中快和特快三种情况，正是讲的要在“快”字上下功夫。

关于中快和特快行功的特点，下面还要讲到，这里讲的是稍快行功。在“快”字前边加一个“稍”字，正是带有略微快一点之意。这种每向前迈进两步，配合做完一个“两吸一呼”，调息导引的风呼吸法，它的呼吸强度比风呼吸法中快行功要缓和一些，是属于快功中稍快一点的功目。它可以调动体内阴阳气的升降，属于“攻”强于“守”的功目。

在练此功时，动作不可太快太猛。要按照“圆、软、远”三字诀的功法要求，躯干、胳臂、腿的各个关节、肌腱和神经系统都要放松，运动中更不要呈现硬直僵板的姿态，要保持一定的轻松柔缓的练功风度。如左脚起步行走时，脚后跟一着地配合的是两个“吸”，右脚跟着地配合一个“呼”。如此一步一步有节律地前进，这叫作“左吸右呼”法。若是右脚起步行走时，当右脚的脚跟一着地便配合两个“吸”，左脚跟一着地时配合一个“呼”，这叫作“右吸左呼”法。行走时要快中有慢，慢中有快，稳妥相宜，不可偏废。

步伐要有节律，左右虚实要分清，右“吸”左“呼”，次数要一定。这就是风呼吸法稍快行功的练功要点。如上法练此功 20 分钟，休息 20 分钟。最后再练一套升降开合松静功，即可收气回归中丹田。结束练功。

7. 风呼吸法中快引功

风呼吸法中快引功，练功过程中，每前进一步，在一只脚跟和前掌落地的动作上，配合一个完整的“两吸一呼”的调息导引法，这是本功法的一个明显特点。

本功法行走的速度可较“稍快行功”再快一点。这个功法能够快速地调动“内气”运行，在防治各种癌中发挥强大、稳、准、快的威力。

（1）预备功法：按简式预备功操练法作，也可把升降开合松静功作预备功法操练。

（2）正功练法

1）右脚起步行走法：接着预备功中丹田三开合的末式动作，或是升降开合松静功的末式动作，将左臂与左手由左胯旁回摆至胸前，右臂与右手同时向后摆至右胯下方。身体重心移至左腿左脚上，略转体，面向右前方，将右脚右脚轻快地提起来，向前迈出一步，使脚自然地落于地面，当脚后跟一着地时立即连做两个短促的“吸”。全脚着地时接着做一个“呼”气。在一只脚落地的动作过程中，配合一个完整的“两吸一呼”的风呼吸导引法，呼吸强度可以稍大一点，速度也可加快一点，所以称这种“跟吸掌呼”的行功方法为风呼吸中快引功。接着，右脚落实于地面的同时，将身体随势跟上去，身体重心再移至右腿右脚上，略转体，面向左前方，再将左腿左脚轻松地提起来，向左前方迈出一步，使脚自然地落于地面，呼吸的配合方法同右脚落地时一样，脚后跟一着地连做两个短促的“吸气”，前掌一着地接着做一个短促的“呼”气。如此一步一步地左右两脚交替前进。行进的速度切不可太快，以中速为好。

2）左脚起步行走法：基本动作与要领，均与右脚起步法相同。唯一不同的是先出左脚，起步的方向与右腿相反。具体做法参照右脚起步行走法。

（3）收功法：收功法与预备功法一样，可有两种。

1）按简式收功法收功。

2）按中快行功末式动作，松静站立片刻，再做一轮升降开合松静功，即可依次收功。

（4）练养方法参照风呼吸法特快行功。

8. 风呼吸法特快行功

风呼吸法特快行功的调息功法又快又猛。具有强烈的吐故纳新作用，跟吸跟呼，健肾开胃，调脾和肠，开心窍，养精神，除病魔，增饮食，强体魄，是挽救癌症患者的重要的必须功法。

（1）预备功法：按简式预备功操练法做，也可将升降开合松静功作为此功预备功法操练。

（2）正功练法

1）左脚起步行走法：松静站立，凝神静气。欲要迈步行走时，首先，身体的重心要转移到右腿右脚上，略转体，面向左前方，将左腿左脚向前迈出一步，脚跟一着地，立即做一个短“吸”气。随着将脚放平的动作过程，将身体跟上去，右臂与右手从右胯摆至胸前心窝处，左臂与左手向后摆至左胯外下方，不要低头着地，要向前平视，放松脖颈，垂肩松胯，前脚平着地面。欲要前进迈出右脚时，略转体面向右前方，待右脚跟一着地，立即做一个“呼”气。同时左臂与左手由地外下方回摆至胸前心窝处，右臂与右手向后摆至右胯外下方。略微仰面，向前平视，身体重心落于右腿右脚上，再依前述方法迈出左腿左脚或右腿右脚，这样一步一步地向前迈进，连续操练。前进时，一步一吸，一步一呼。呼吸的强度可以适当加大，速度也可适当加快，所以称这种行功方法为强度风呼吸法特快行功。操练此功时，要认真掌握练功火候，不可操之过急，欲速则不达。行走时，身体、头、颈、手、眼、心、步伐要密切协同动作，每练功 5 分钟或 10 分钟收后脚停下，做中丹田三开合，平平气再换另一只脚，如此连续操练。

欲要收功时，可将后一只脚向前跟上一步，双脚平行的站在一条直线上，双目轻闭，做三个中丹田气呼吸，再做一个中丹田三开合，收功即告完毕。

2）右脚起步行走法：右脚起步行走法与右脚起步行走法基本动作与要领相同，唯一的区别在起步的方向不同。

（3）收功法：可按简式收功操练法去做，也可做一轮升降开合松静功而结束收功。

（4）练养方法：风呼吸法快步行功的三种练法，是一套气功攻治各种癌症的主要行功功目。它适合于体质较强的各种早、中期癌症患者锻炼。体质虚弱的晚期癌症患者，必须待练其他功法和通过疗养使体质提高以后，才能加以锻炼。因为体质太弱的患者，内气（正气）太虚，邪气（毒邪）太盛，吸入的“外气”又比较刚硬，在体内会发现气化不良的现象。过猛的气机冲击患者的脏腑，使人容易发生不适感或出现偏差。“吐故纳新”，无非是吸入生气、呼出死气而已。生气者，宇宙天地万物活人性命之阳气，吸而入之；死气者，四时五行休死之气，存则呼之。“吸”为纳新，“呼”为吐故。气息的出入，必须以自己能够适应为度。天气下降则有四时寒暑之变，地气上腾则风云八方之异。练气之为功，奥妙无穷。在诸家服气导引法中，由于其练功目的不同，练法也各异。仅就气功医学家来说，服气练功的宗旨就是调气令和，行体令柔，温肌肉，充皮肤，肥腠理，司开阖，通津血，强筋骨，利关窍，除病邪。以我之心，使我之气，适我之体，攻我之疾。风呼吸法配合快步行功，功效迅速，治病彻底。

练风呼吸快步行功，一般练 20 分钟，休息 10 ~ 20 分钟，接着再练下去，特快行功也不例外，如果有功底的人，可多练一些时间。治癌的主要功若是与其他辅助功法配合锻炼，更能收到满意的效果。

林教授解除心身障碍之良方

自然养生抗疲劳，日光香花成良药

中医养生文化历来十分重视疾病的自然养生康复法。明代著名医药学家李时珍在《本草纲目》一书中指出：“人乃地产，资禀与山川之气相为流通，而美恶寿夭，亦相关涉。金石草木，尚随水土之性，而况万物之灵者乎。”肿瘤患者和其他各种疾病患者一样，完全可以藉助自然环境中具有治疗意义的天然之物，如日光、空气、森林、高山、香花、泉水、泥土、岩洞等进行防病、治病及疗养，以促进养生康复和身心健康。

一、水疗法

水性味甘平，多有补养之功。李时珍曰：“水者，坎之象也。其文横则为坎，纵则为水。其体纯阴，其用纯阳。上则为雨露霜雪，下则为海河泉井。流止寒温，气之所钟既异；甘淡咸苦，味之所入不同。是以昔人分别九州水土，以辨人之美恶寿夭。盖水为万化之源，土为万物之母。饮资于水，食资于土。人之命脉也，而营卫赖之。故曰：水去则营竭，谷去则卫亡。”这段文字说明人体脏腑气机的升降出入有赖于水的濡润，方能达到营卫调和、阴阳平衡的健康状态。可见水对于人体养生来说，是多么重要。

古代医家和很多文献中记载了不同种类水的功效及使用方法。如李时珍指出：“人赖水土以养生。”《本草纲目》说，“井水新汲，疗病利人，平旦第一汲，为井华水，其功极广，又与诸不同”，主治“消渴反胃，却邪调中，下热气，并宜饮之。射痈肺令散，洗漆疮。”虞抟曰：“新汲井华水，取天一真气，浮于水面，用以煎补阴之剂，乃炼丹煮茗，性味同于雪水也。”李时珍又说：“井泉地脉也，人之经血象之，须取其土厚水深，源远而质洁者。”叶天士用清晨新打上来的井水洗足的方法治疗各种出血症，如九窍出血、鼻出血不止等。《瑞应图》云：醴泉出京师，人饮之者，痼疾皆除。李时珍指出：“凡井以黑铅为底，能清水散结，人饮之无疾，入丹砂镇之，令人多寿……晋之山产矾石，泉可愈疽。”今人亦用矾石水治疗食管癌、贲门癌。立春雨水，咸平无毒，《医学正传》云：“立春节雨水，其性始是春升生发之气，故可以煮中气不足，清气不升之药。”如大便泄泻，中气下陷，可用春天的雨水煎煮补中益气汤，以补益中气。液雨水亦曰药雨（立冬后十日为入液、至小雪为出液，在此期间所下的雨谓之液雨），可煎消积之药。潦水（指雨后的积水）取其味薄不助湿气，李时珍用以煎煮调脾胃、祛湿热之药。秋露（水）煎如饴，令人延年不饥，又因秋露禀肃杀之气的特性，宜煎润肺药。甘露（水）味甘，大寒无毒，食之润五脏，用以治疗肺癌、鼻咽癌口干舌燥者。腊雪味甘冷，大寒之水也，可治诸热病、癌病，阴虚内热者宜之。夏冰，《千金方》用冻凌熨之灭瘢痕，可用于癌症术后瘢痕疙瘩等。由这些文献记载可以看出，古人对于水的研究非常细致，利用得也很充分。

我国是矿泉水极为丰富的国家，也是世界上最早利用矿泉水进行医疗保健的国家。《论语》中就有利用天然矿泉水进行沐浴的记载。汉代大科学家张衡在《温泉碑》中云：“有疾后兮，温泉泊焉。”《寰宇记》云：“滉女有恶疾，浴于温泉，应时而愈。”《水经注》云：“大融山石出温汤，疗治百病。”《舆地纪胜》云：“泉平地涌出如汤，沐浴可治疡。”（古时疡病包括一部分肿瘤病）李时珍在《本草纲目》中将我国矿泉分为热泉、冷泉、甘泉、酸泉和苦泉，并按所含物质而分为硫磺泉、朱砂泉、石泉、砒石泉等，同时指出了治疗方法和适应证。唐代著名医家孟诜所著《食疗本草》详细阐述了各地温泉的不同治疗作用，指出“黄山温泉主补脾胃，暖五脏、润泽肌肤、滋润毛发、镇心养神、逐邪辟病”，对于消化道恶性肿瘤如胃肠癌、肝癌等有治疗作用；“蓝田汤浴温泉饮用治心腹痛、伤寒、寒热症、痢、泻泄、瘆瘵、

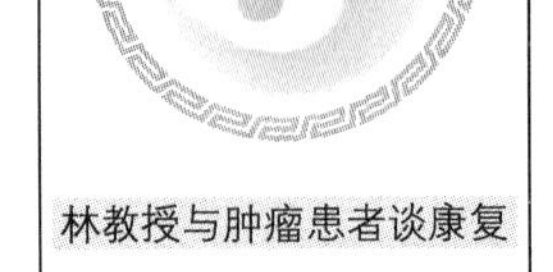

嗝气、反胃、鼓胀、黄疸、一切风症”，其中的嗝气、反胃、鼓胀，相当于现代的食管癌、胃癌和肝癌，可见温泉对于恶性肿瘤的康复有积极的治疗作用。

恶性肿瘤患者特别是早期患者和术后患者可常行矿泉浴。由于泉水的温度、水压、浮力等自然物理因子刺激人体，可鼓动体内阳气，温通经络，流畅气血，促进新陈代谢，怡神畅志，改善全身状态，增强抵抗力，对于预防癌症复发和转移、延年益寿有不可低估的作用，对于体表肿物如恶性淋巴瘤、淋巴转移癌、乳腺癌、皮肤癌等肿瘤患者进行氡泉浴或镭泉浴可对于癌肿本身起到治疗作用。

泡洗温泉要注意水温，不可一次浸泡过久，以免造成体力消耗。对于体质虚弱，尤其合并高血压、心脏病等慢性病的患者，尤其要注意安全，以缩短浸泡时间为宜。温泉浸泡后要注意饮温水补充水液，及时排尿，清除代谢废物，还要安静休息，以恢复体力。

二、日光疗法

中医历来十分重视太阳能量和其对人体的特殊作用，认为太阳乃孕育宇宙万物之源，人体之阳气亦无例外，因此特别强调采阳育阴的保健作用，如《老老恒言》认为“日为太阳之精，其光壮人阳气”。《万病自疗全书·养病问题》也认为“日光疗法，其效力在于吸日常热气”，以天然之阳气补人体之阳气，可以助阳气不足的患者。肿瘤患者，尤其中、晚期患者，由于癌细胞大量吸收人体的各种营养，特别是使用大剂量放射及化学疗法，正邪两衰，气血阴阳两虚，有的患者会出现怕冷、自汗、乏力、懒言等阳气不足的表现。此时若及时进行日光疗法，采太阳之精，以壮自身阳气之不足，是肿瘤患者保健康复的重要措施之一，具体方法分背光浴、面光浴和全身日光浴3种。

背光浴，是以阳光照晒患者背部为主，患者或坐或卧，以吸收早晨日光之精为最佳时间，每次约晒半小时至一小时。因为肿瘤患者年龄大的为多数，且身体多较虚弱，故不宜曝晒和久晒。背光浴主要适用于阳气虚弱的肿瘤患者，尤其胃阳、脾阳不足，久病虚寒证。《老老恒言》认为“背日而坐……脊梁待有微暖”，能温通督脉，使患者“遍体和畅”，故能壮人阳气。

面光浴，《理瀹骈文》采用“对日坐定”的方法，患者仰而闭目让日光晒面部，每次以适度为限。

全身日光浴，即明代医家徐灵胎所主张的全身晒法，不时变换身体体位，以上下左右通身依次吸收日光热气为法。主要适用于术后肿瘤患者的病后恢复，以利于早日康复及防止肿瘤复发。

日光浴疗法用于肿瘤康复时多配合气功、导引等同时进行，如《诸病源候论·养生导引法》中的“虾蟆行气”，即要求患者“仰头吸日精光，九咽之，益精百倍”等。这里需指出的，日光浴疗法中一定要根据患者病情和体质量力而行。对于皮肤癌患者禁用此法。

三、森林疗法

森林多处在高山环抱之中，这里自然环境幽静，风景秀丽，鸟语花香，气候宜人，人们处在这样的环境中自然会心胸开阔，情志舒畅，对于恶性肿瘤患者更是康复养病的理想场所。正像《千金方》所认为：“山林深处，最是佳境。”不少肿瘤患者在患病之前曾经受过不幸事件的打击，他们性格内向，心胸比较狭窄，性情孤僻。患病后常顾虑重重，对治疗丧失足够的勇气和信心。当他们进入万物茂盛、百花争艳、空气清新的森林，多年郁闷之气一扫而光，心情为之振奋，甚至忘却疾病之苦。笔者曾有一恶性淋巴瘤患者，由于病属晚期，经过大剂量的放射治疗和化学治疗后身体极度衰竭，茶饭不思，懒言少语，日渐消瘦，似乎自己的末日即将来临，已开始处理自己后事。这时医生和朋友们劝其回江南故乡一游，以便换一下周围环境。患者的故乡在南方某省，地处山区，那里山清水秀，森林茂密，泉水清清，空气宜人。该患者每日在家人的陪同下漫步林间，吸收芳香清新的森林空气，沐浴在大自然的怀抱之中，心情豁然开朗，饭食日增，衰弱的身体日渐得到恢复。正如古诗中所说：“山重水复疑无路，柳暗花明又一村。”不久该患者身体完全康复并重新开始了工作。他不无感慨地说，自己九死一生，是大自然又给他一次新的生命。可见森林养病的确是一种有效的康复手段。

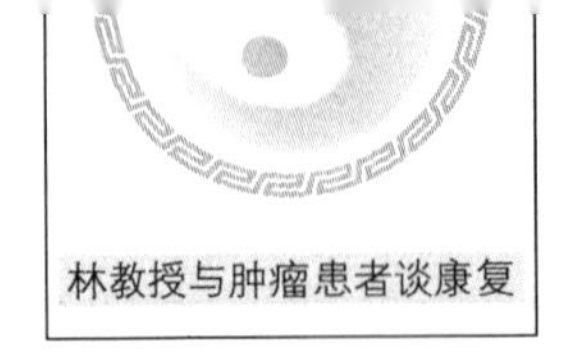

四、空气疗法

中医把空气比作清气，把体内之气比作浊气，认为人的正常生存靠的是吸清呼浊，吐故纳新。《黄帝内经》认为：“圣人服天气而通神明。”呼吸清新的空气可以补养五脏，故《寿世保元》说“吸清气以补心”，空气疗法就是充分利用自然环境中的天然空气，通过呼吸和空气浴促进肿瘤康复的一种养生方法。《万病自疗全书·养病问题》指出：“然则养病消遗。……合于天时者，曰空气疗法。平旦早起，缓步庭中，饱受清气，使人身之碳酸气渐以输出，而呼吸氧气，以和血脉。”调节体内阴阳气机，并通过“人与天调，然后天地之养生”途径，逐渐使正气得以复原，这一疗法主要用于呼吸系统的肿瘤。中医认为，肺司呼吸，外合皮毛，主一身之气。

空气疗法主要包括呼吸法和空气外浴法两种。

（1）呼吸法：要求选择优美的自然环境，以山涧泉林田野花草为宜，最好在清晨寅时（凌晨3 ~ 5点）人气在肺时进行该法治疗。届时患者面向东方，先要入静，通过鼻和皮毛呼出浊气（皮毛呼吸要用意念），吸入清气，以养五脏而补肺气，也可在苍松翠柏之中以双手贴树，用意念采收松柏之精华，通过双手心进入人体。此法在进行时可以配合气功，以达更为理想的康复疗效。

（2）空气浴法：是让清新的天然空气尽量接触患者的肌肤，以“禀天地之气”。每次半小时或1小时为宜，均以不受凉为度，浴后可用毛巾将身体反复擦热，接着可行导引、气功等锻炼。该疗法着重锻炼肿瘤患者的卫外功能，以提高全身的免疫力，防御六淫外邪（指风、寒、暑、湿、燥、火六种自然界的致病因素）入侵。

五、香花疗法

民间流传着这样的谚语：“花中自有健身药”，“赏花乃雅事，悦目又增寿”，“养花种草，不急不恼，有动有静，不生杂病”，“种花长福，赏花长寿，爱花养性”，“常在花间走，能活九十九”等，都说明了以花为伴有利于养生的道理。香花是大自然中的精华，香花的治疗意义历代文献记载颇多，多用于情志康复，如嵇康《养生论》说："合欢蠲忿，萱草忘忧。"《理瀹骈文》指出："七情之为病，看花解闷。"《儒门事亲》则"以兰除其陈气"。用桃花使人"神日昌，气血日和"。花，能美化环境，使人感到赏心悦目，陶情怡性。

香花也是美的化身，望花色，五彩缤纷；观花态，千娇百媚；闻花味，芬芳扑鼻。那洁白如玉的，使你顿感素洁而高雅；那艳红似火的，又使你精神焕发；那翠绿欲滴的，使你充满遐想；那黄灿如金的，则使你心中升起光华；枝奇叶茂，使人振奋；枝叶飘逸，使人潇洒。那飘逸芬芳的花香，尤其会令人神往。茉莉的芳香，使人轻松愉快；桂花馨芬，可沁人心脾，增进食欲；夜闻夜来香，往往唤起美好的回忆；水仙温馨的雅香，给人带来春的气息；紫罗兰和玫瑰的香味使人身心爽朗、愉快；天竺葵的香味能镇静安神和消除疲劳；柠檬香味可驱赶睡意，使人思路清晰。肿瘤患者的香花疗法，就是利用香花的颜色、形态、馨花的气息作用于患者的心神，使患者爽神悦心，调畅情志，益智醒脑，活血舒经。具体方法一是多让患者观赏，以悦目调情，陶冶情操，焕发青春，增强活力，尤其适用于情志郁闷，对治疗丧失信心的肿瘤患者；其二是通过闻香花的清香气味，以悦目调神，活血舒络；其三是让力所能及的肿瘤患者亲自动手养花，一方面可以美化养病的环境，另一方面也是一种精神寄托。养花是一种愉快的劳动，每天侍弄花木，能活动四肢，灵活关节，使人得到锻炼。我国著名文学家老舍先生曾写了一篇《养花》的妙文。该文一不写养花的艰辛，二不写养花的技艺，却专写养花的乐趣，指出通过养花"把脑力劳动和体力劳动结合到一起，有益身心，胜于吃药"。其中之乐趣，让人回味无穷。

六、高山疗法

高山疗法，中医又称山巅疗法。高山之上，林木茂密，花草丛生，古寺名刹多建于高山之上。那里环境幽静，空气清新，阳光温煦，花木多姿，走进这大自然的怀抱，进入那绿色世界，绚丽的山光水色，可使肿瘤患者心中的杂念尽除，病痛的烦恼顿消，令人充满生气和喜悦，心情无比畅快。正如唐诗所云："清晨入古寺，初日照高村。曲径通幽处，禅房花木

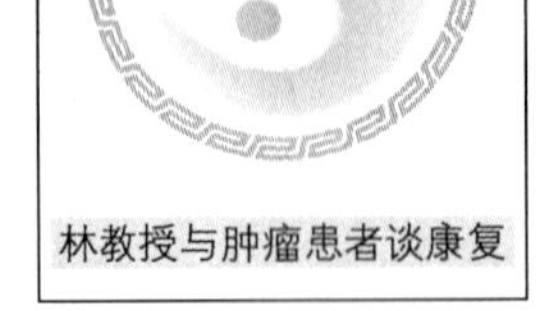

深。山光悦身性，谭影空人心。万籁此俱寂，惟闻钟磬音。”从而进一步激发肿瘤患者对大自然的无限依恋，对生的渴求和战胜疾病继续生活下去的信心和勇气。

我国著名古建筑与园林艺术家陈从周认为：“多血质者应去名山大川，直抒胸臆。”我国的名山大川多景色奇特，古迹寺庙多建其中，这里对肿瘤患者开阔胸怀，康复养生有诸多益处。患者为治疗而登山，与登山运动不同，不是为了竞争，而是为了游乐和散心，缓和紧张心理，增进心理健康，不计速度，只求乐逍遥。肿瘤患者在这里或沿石阶扶梯，或寻林荫小道，缓缓而行，观风景，览古迹，可谓妙趣横生。名胜古迹多有名人诗词，吟诵苍松翠柏、茂林修竹之间，别具一番风韵。特别是登山巅峰之顶，举目眺望，领略大自然的壮美风光，将山川美景尽收眼底，可使人畅快无比，身患癌病之苦和压抑的心情早被遗忘在爪哇国。高山之巅，半山浮云环绕，犹如身在天边仙境，有诗云：“一步登天动客心，风传鹤泪耳边闻。摇摇恍若重霄久，曾几自为天上人。”此时的乐趣，难以用语言表达，对肿瘤患者的养生康复自有用药物不能代替的独特作用。

七、洞穴疗法

我国古代养生家十分重视洞穴疗法，古称“洞府养生法”或“岩洞导引法”。明代医家李时珍《本草纲目》称岩洞疗法为“医置山穴中”，用以治“病癞”。现代研究表明，洞穴中空气的尘埃微粒和有害微生物极少，温度相对较低，湿度较高，空气清新，含有大量的负氧离子，人们如能经常地吸入一定浓度的负氧离子，可以明显地改善大脑皮质的功能，使人头脑清醒，心情舒畅，精神振奋，思维敏捷，起到消除疲劳、改善睡眠、增加食欲的作用，同时还可使支气管得到松弛，从而改善肺的换气功能，提高血氧含量，因而对呼吸系统肿瘤如肺癌、鼻咽癌、喉癌等患者的养生康复十分有益。

另外，因地质结构差异，洞穴空气中还含有人体所需要的微量元素，如铁、锌、铜等，这些微量元素被吸入人体后具有高度的生物学活性和催化生化反应的能力，它们与体内的氨基酸、蛋白质或其他有机物结合，能形成维持机体生命活动的各种酶、激素和维生素，对增强肿瘤患者机体的免疫功能很有好处。

肿瘤患者在养生康复过程中多同时配合气功、导引治疗，洞穴之中相对比较幽静，没有汽车的轰鸣声和机器的噪音，对于气功的入静、消除杂念、提高气功的效率十分有利。因此洞穴疗法亦是肿瘤患者可供选择的康复养生方法。

八、泥土疗法

中医认为，脾胃是后天之本，气血生化之源，五行属土。明代医家李时珍在《本草纲目》中指出："土者五行之主，坤之体也。具五色而以黄色为正色，具五味而以甘为正味。……在人则脾胃应之，故诸土入药，以皆取其裨助戊己之功。"泥土疗法即利用泥土的上述功能对脾胃虚弱的肿瘤患者进行康复治疗的方法，简称泥疗。

具有治疗意义的泥土，多采用矿泉泥、井泥、蚯蚓泥、白蚁泥、螺蛳泥、驴尿泥、黄土、白土、灶心土、壁土、燕窠土、蜂窠土等。其中的善土（即白土）味苦，温无毒，主治"女子寒热癥瘕，月闭积聚"（癥瘕积聚即古之肿瘤病）。对于消化道恶性肿瘤反胃吐食，可用白善土煅赤，以米醋一升淬之，再煅再淬，醋干为度，取一两研，干姜二钱半，为末，每服一钱调下，服至一斤为妙。对于鼻咽癌等衄血不止可用白善土末五钱，井华水调服。对于皮肤癌（即反花疮）可用鬼屎（藏器曰："生阴湿地，如屎，亦如地钱，黄白色。"）刮取，和油涂之。对于食管癌、贲门癌可用梁上尘，黑驴尿调服之。消化道恶性肿瘤患者脾虚便血、吐血，取伏龙肝、地垆土、多年烟壁土等分，每服五钱，水二碗，煎一碗，澄清，空心服，白粥补之。古人以土入药的方法虽因缺乏科学依据而极少被今人沿用，但从文献记载中可以看出古人对不同土质和用法的讲究。

目前国内泥土疗法多采用泥浴法、泥衣法、泥埋法、泥嗅法、泥卧法、泥敷法、泥贴法等，尤以泥浴法为多用。很多疗养机构都设立了泥浴疗法，他们使用的矿泥久经温泉水的浸渍，泥温在40℃～60℃，泥色灰黑，质地细腻，结构疏松，可塑性好，既有附着性，又易洗干净。其方法是：接受治

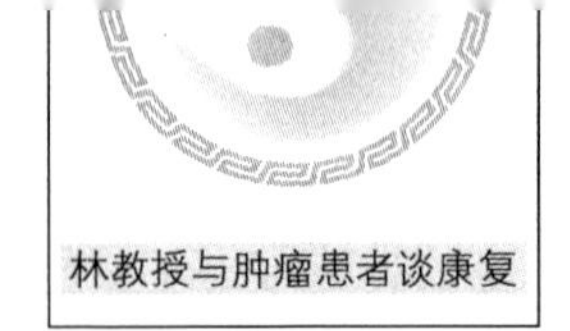

疗的患者将矿泥外敷于病变部位，甚至敷全身，只露头部，每天坚持敷包一定时间，这种矿泥多含阴离子、阳离子、有机质和微量放射元素，可促进人体血液循环、增强新陈代谢、调节神经系统的兴奋和抑制过程，从而起到消炎、消肿、镇静、止痛和提高免疫功能的作用。对于皮肤癌、淋巴瘤等有一定康复作用。

情志养生更重要，万病皆可从“心”医

一、情志不舒易气结，气滞痰结肿瘤生

中医学认为，健康之躯，主要是由于体内阴阳二气保持相对平衡，疾病的产生也是因体内阴阳失去相对平衡。情志和相应的内脏有着极为密切的关系，七情的太过和不及皆可损伤阴阳——导致阴阳失去相对平衡从而病及相关内脏。朱丹溪指出：“血气冲和，万病不生，一有怫郁，诸病生焉。”他首创六郁之说，指出六郁之向先由气郁，而后湿、痰、热、血、食等，从而为病。总之，由于情志不舒，气郁不畅，而致血滞、痰结，食积、火郁，乃至脏腑不和引起各种病理变化，其中亦包括情志引起的恶性肿瘤。

早在2000多年前，我国成书最早的医学专著《黄帝内经》一书中就曾指出噎膈病（即现代医学的食管癌、贲门癌）的病因是“膈塞闭绝，上下不通，则暴忧之病也”。明代医学家张景岳在《景岳全书》中更明确指出：“噎膈一证，必以忧愁、思虑、积劳、积郁，或酒色过度损伤而成，盖忧思过度则气结，气结则施化不行；酒色过度则伤阴，阴伤则精血枯涸，气不行，则噎膈病于上，精血枯涸，则燥结病于下。”明代医家邵达在《订补明医指掌》一书中指出：“（噎膈）多起于忧郁，忧郁则思结于胸，臆而生痰，久则痰结成块，胶于上焦，道路窄狭，不能宽畅，饮或可下，食则难入，而病已成矣。”清代医学姜天叙在《风劳臌膈四大证治》一书中指出：“噎分五种：有气滞者，有血瘀者，有火炎者，有痰凝者，有食积积者，虽分五种，总归七情之变，由气郁为火，火旺血枯，津液成痰，痰壅而食不化也。”根据以上论述，可以看出中医把食管癌、贲门癌的病因归结为七情郁结、积劳、酒色

等，但大多数医家都把七情郁结列为诸病因之首。

中医对乳岩（即乳腺癌）亦有精辟的论述，如金元四大家朱丹溪在《格致余论》一书中指出："若不得于夫，不得于舅姑，忧怒抑郁，朝夕积累，脾气消阻，肝气积逆，遂成隐核……名曰乳岩。"明代外科名医陈实功在《外科正宗》一书中亦指出：（乳岩）多因"忧郁伤肝，思虑伤脾，积想在心，所虑不得志者，致经络痞涩，聚结成核"。清代医家高思敬在《外科三字经》一书中指出："惟乳岩，多孀居（属孀寡妇为多），情志乖（青年守节所求不得，所欲不遂，忧思郁结，致成此恙），或室女（年已及笄，待字无人；或已配夫，家贫困无力无望，内心忧愁，不能露诸口；或被继母凌虐，父偏听一面之词，无人可以申诉，此乳岩之所由来也），或尼姑（每有良家儿女，幼失怙恃，身入空门，及长，已具知识，深羡鱼飞之乐，自顾形单影只，忧从中来，致成此病也），或不淑（遇人不淑，不归正道，终日非嫖即赌，家道中落，规劝良言逆耳，动辄恶声相加；或年纪悬殊，难遂鱼飞之乐；或夫本残哑聋瞽，言语不通，徒自着急，自恨命不由人，而患此者有之矣），或妒生（夫有外遇，日夜不归，视妻如眼中钉；或纳妾过于偏向，妻本心窄，容易生气，致成此病者）。"

以上说明乳腺癌的病因亦多为七情所伤，血气枯槁，忧郁伤肝，思虑伤脾，经络枯涩，痰气郁结所致，亦证明七情郁结在癌症病因中的重要性。

中医在论述失荣、脱营（即现代医学的淋巴肉瘤、淋巴结转移癌）的病因时同样十分强调情志因素。明代医家陈实功在《外科正宗》一书中指出："失荣者，先得后失，始富终贫，亦有虽居富贵，其心或因六欲不遂，损伤中气，郁火相凝，隧痰失道，停结而成。"清代名医高秉钧在《疡科心得集》一书中指出："失营者由肝阳久郁，恼怒不发，营亏络枯，经道阻滞，如树木之失于荣华。枝枯皮焦，故名也。"清代名医高思敬在《外科问答》一书中指出："此二病（即失荣、气痈）大都由先富后贫，既得意复失意，或得意时陡遭无妄，情志抑郁，郁怒伤肝，思虑伤脾，从此起病，名曰失荣。或其人意气自高，遇事辄不满意，或与人竞争，暴动肝火，或受人压制，肝气不舒，居恒郁郁不乐，因而致病，名曰气痈。"

以上从食管癌、贲门癌、乳腺癌、恶性淋巴瘤等常见癌症的中医病因分析中可以看到，七情郁结是恶性肿瘤患病的重要因素，这是因为七情所伤破坏了人体正常的气化过程，引起了气机出入升降功能的紊乱，从而导致了癌病的发生，正像《素问·举痛论》指出的："百病皆生于气也，怒则气上，喜则气缓，悲则气消，恐则气下……惊则气乱……思则气结。"唐代医学家孙断邈通过大量观察和实践，把人体致病原因主要归结为"七气""七伤""五劳""六绝"4个方面，并说："七气者，寒气、热气、怒气、恶气、喜气、忧气、愁气，此之为病，皆生积聚。"古代的所谓积聚，实际上包括现代恶性肿瘤的一部分。可见，无论从癌病的预防学或患癌后的治疗、养生和康复考虑，均要认真对待情志及其变化。

对于情志与癌病关系的论述，西方传统文化也有相应的见解。约公元前2世纪，盖伦医生就发现生性活泼的妇女要比郁郁寡欢的妇女患癌症的人数少。吉德隆在他1901年的一篇论文中也曾探讨过生活环境与癌症间的联系，他说："无穷的烦恼和痛苦是危害生命的祸根。"他举了两个例子："埃默松夫人在听到女儿去世的消息后。痛不欲生，不久她的乳房开始肿痛，最后变成了无法医治的癌症。……一位轮船大副的妻子，听到丈夫在法国靠岸时被抓进了监狱，焦虑不安，心情忧郁，不久发现乳房肿大，被诊断为晚期乳腺癌。"

我国晋、冀、鲁、豫等省食管癌普查工作表明，食管癌的发生与精神因素有着密切的关系。河北省统计食管癌患者性情急躁者占69%；山东省统计食管癌患者个性倔强暴躁者占64%；山西省统计食管癌患者中56.5%有忧虑、急躁的消极性情绪状态，另外52%在发病前半年有重大精神刺激。英国一位医生调查250名癌症患者，62%的人发病前都受过强烈的精神刺激。Leshen根据50年的文献综述，认为忧郁、失望和难以解脱的悲哀似乎是癌症的前兆。

动物实验也证实，中枢神经过度紧张或紊乱，会使癌症发病率增加，有人将10只狗分为2组，6只被关，并使之长期处于惊恐不安状态，结果3只患癌症而死亡；另外4只生活在安静环境中，安然无恙。

二、肿瘤患者的情志养生康复法

前面探讨了肿瘤的形成与情志因素的密切关系，说明中医十分重视情志因素在病因学中的地位。同样，合理地运用情志因素，也可以变不利因素为有利因素，使情志在肿瘤病的养生康复中发挥手术、放疗和药物治疗所不能代替的特殊作用。我国唐代医学家孙思邈积其八十年的临床经验，认为善为医者，不能见病不见人，治病不治人，他指出："上医医国，中医医人，下医医病。"这里所谓"上医医国"，是指从社会综合治理的角度来消除导致人们疾病的社会因素，如不合理的社会制度、恶劣的工作或生活环境等。"中医医人"，是指从心理卫生的角度来消除心理致病因素，如内伤七情等。"下医医病"，是从生物学角度来消除生物性致病因素。《千金方》亦指出："医者意也，善于用意，即为良医。"这就是说，善医者，必先医其心，而后医其身，强调医者必须充分重视心理因素才能医好疾病。《医方类聚·养性门·臞仙活人心》亦指出："对于心身疾病欲活其疾，先治其心，必正其心，然后资于道，使病者尽去心中疑虑，思想一切妄念，一切不平，一切人我，悔悟平生所为过恶，便当放下身心，以我之天而合事之天，久之遂凝于神，则自然心君泰宁，性地平和，知世间万事，皆是空虚，终日营为，皆是妄想，和我身皆是虚幻，祸福皆是无有，生死皆是一梦，慨然领悟，顿然解释，人地自然清静，疾病自然安痊，能如是，药未到病已忘矣。此真人以道治心疗病之大法也。"中医历来认为心理情志治疗是治本，强调治人重于治病，治心重于治疾。清代医家尤乘在其《寿世青编·勿药须知》中说："唯知病人之疾，而不知病人之心，是由舍本而逐末也。不其源，而攻其流，欲其痊愈，安可得乎？"因此，中医养生把肿瘤病的情志养生视为肿瘤患者康复的重要内容，其具体方法概括起来有如下几种：

（一）谈心开导法

谈心开导法是一种语言疗法，它属于心理康复教育的方法之一。即医生或家属、朋友通过对肿瘤患者的关心、同情，使之感到温暖的情志心理治疗方法。医生在有针对性的谈心、开导过程中劝说患者，疏泄感情，对患者进行心理安慰，使其逐步了解所患疾病的发生、发展、治疗措施及预后、转归，尽量消除患者患病后的过分焦虑、紧张、恐惧等心理顾虑，给患者提供有效的心理支持，提高患者战胜癌病的信心和勇气，使患者本来已颓丧的情绪重新振作起来。其治疗原则主要遵循《灵枢·师传》所论“人之情，莫不恶死而乐生。告之以其败，语之以其善，导之以其所便，开之以其所苦，虽有无道之人，恶有不听者乎。”具体方法一般分四步进行：第一步，通过问诊了解病情，分析患者的心理和行为，然后适当地、有分寸地说明疾病发生的原因、病情的轻重以及患病的经验教训；第二步，合理分析疾病的预后和转归，提出切实可行和及时的治疗措施，指出战胜疾病的客观和主观的有利条件，从而增强患者治愈疾病的信心；第三步，正确指导患者如何积极配合医生治疗，以及具体的康复锻炼方法；第四步，对心情郁闷的患者进行开导，疏泄他们的感情，解除他们消极的心理状态。因此，有人也把谈心开导法称为疏泄法。谈心开导法在临床上适应于各种类型的患者，尤其对于恶性肿瘤患者更有其特殊意义。人人皆知，恶性肿瘤是当今世界上危害人类最为严重的一类多发病、常见病。由于其病因极其复杂，在治疗上至今尚未取得突破性的进展。因此在相当一些人的心目中产生这样或那样的惧癌思想。这些患者患癌后往往出现三个思想过程，医学心理学上通常称为癌病“三步曲”。在开始阶段，患者常常抱着一种侥幸心理，千方百计否认自己得了癌症，甚至害怕别人议论自己的病情；他们从思想深处怀疑医生对自己的诊断结论，在这种心理状态下，患者有时跑遍全国大小医院，采用各种先进手段检查，一旦权威性医院或某种肿瘤专家肯定了癌的诊断，由于缺乏足够的思想准备，就会不同程度地出现愤怒、暴躁的变态心理，尤其对自己最亲近的人动辄就火冒三丈，大发脾气；经过以上两个阶段，最后在“癌症是不治之症”的沉重压力下，继而产生紧张、焦虑、忧郁、颓丧和绝望的情绪。有些患者先是大哭一场，痛定之后就开始料理后事，他们自认将不久于人世，对医生的治疗不抱任何希望，甚至认为反正是一死，倒不如早一点死了痛快，免得长期受癌症的折磨。因而心灰意冷，萎靡不振，万念皆灰，放弃了求生的意志，错过和丧失了各种本来是可以治愈的手段和机会。上述这些消极的心理状态无疑是极其有害和不利的，是每个癌症患者走向康复的大敌，面对这样的患者，医生及家属的责任首先是针对这种消极思想进行积极谈心和开导，用亲身经历的典型有效病例证明癌症并不可怕，以启发患者树立战胜病魔的坚强信念。信念、精神、情志对人的作用有时是难以估量的。常见患同一癌症的患者，有的经过努力得以康复，生存了下来；有的则因丧失信心，提前走向死亡。

现代研究认为，一个人的信念如果是虔诚而又持之以恒的话，就会导致人的生理发生某些变化，提高人们抵御疾病的能力。反之，当人们处于忧愁、消沉、悲伤、压抑的情绪时，人体的免疫功能就会明显降低。因此，患者家属除了要掌握一些肿瘤医学知识外，还应该了解一些医学心理学知识。唐代医学家孙思邈就是我国心理疗法的巨匠，他开创了与患者"共语"的方法，以提高患者的"受入性"。"共语"实际上就是医患之间的对话，"受入性"则是患者对医生心理治疗的接受能力。在医患之间，患者是十分相信医生的，特别是肿瘤患者，医生的一句话或一个笑脸对患者的思想影响都是巨大的。坚定的信心、坚强的信念、良好的情绪、积极的期望是战胜多种疾病，甚至是战胜癌症的法宝。不少癌症患者正是有了无比的信心、积极的期望，才会出人意料地从癌症中康复，甚至一部分相当晚期的患者可带瘤长期生存。当患者期望康复时，就会克服各种艰难困苦跟医生合作，对处方中的每一种药物都十分信赖，对医嘱不折不扣地执行，从而最大限度地调动自身的各种有效防御力量与癌症背水一战，有时竟会绝处逢生，出现医学上的奇迹。反过来，若对战胜癌症失去勇气，对各种药物毫无信心，错误认为医生的各种治疗措施对自己的病情无济于事，对医嘱十分冷漠，或拒绝治疗，终日满腹惆怅，肯定会与病无补，徒增死亡的机会。

清代名医吴鞠通，平生最重视开导法。他曾医治一位因丧夫悲痛欲死，其身边还有一孤儿之老妇。吴氏认为无情之草本，不能治有情之病，即开其愚蒙，使情志畅，开导曰："汝子之岂不更无赖乎？汝之死，汝之病，不惟无益于夫，而反重害其子，害其子，不惟无也。"一番开导，患者不再哭，不再忧思，而喜乐从事，又服开郁方十数剂而收全功。吴鞠通在《医医病书》中说："吾谓凡治内伤，必详告以病所由来，使病人知之而不敢再犯；又必细体变风变雅，曲察劳人思妇之隐情，婉言以开导之，庄言以震惊之，危言以悚惧之，必使之心悦诚服，而后可以奏效如神，余一生治病得力于此不少。老僧、寡妇、室女、童男为难活之人，酒、色、财、气为难治之病。顺凭三寸不烂之舌以治之。”这里所谓“三寸不烂之舌以治之”即是指使用解释、鼓励、安慰、保证等方法对患者进行谈心开导。其中解释是谈心开导法的基础，是向患者讲明所患疾病的前因后果，以提高对其疾病的认识，端正对疾病的态度，解除顾虑，树立信心，最终达到治愈和康复的目的；鼓励和安慰是在患者遭受疾病折磨，心理受到挫伤，情绪低落悲观彷徨，丧失信心之时需要实行的心理治疗方法，此时给予及时的鼓励和安慰，唤起信心，振作精神，鼓舞勇气，调动积极因素，提高患者与疾病斗争的能力；保证是在患者出现疑心、焦虑不安、忧愁不解之时，医者以充足的信心承担许诺，担负责任，以消除患者的紧张与焦虑。

（二）祝由转移法

“祝由”一词，见于《素问·移精变气论》，其言道：“余闻古人之治病，惟其移情变气，可祝由而已。”“祝由”一词，在 1989 年新版《辞海》解释为：“古代医学十三科之一，以祝祷之法治疗疾病。”唐代王冰注祝由即“祝说病由，不劳针石”。中医所谓祝由，既非用药石治病，亦非用鬼神求医，而是通过言语、行为、意念等方式转移患者情绪，振奋精神，调动内因，调整逆乱之气血，而达治疗目的的心理疗法。祝由治疗，其实是具有一定科学道理的精神疗法。所谓“移精变气”，当视为调整患者精气，转移其精神，以达精神内守，恢复形体组织功能，治愈疾病的目的。王冰说：“移谓变易，变为改变，皆使邪不伤正，精神复强而内守也。”

当然对于那些专以跳大神、画符、念咒、求神、骗财害命的巫医，不但要予以揭露而且还要绳之以法。在这方面古代医家亦是坚决反对并予以痛斥，如明代医学家张景岳曾严厉谴责了“世有之徒，借鬼神为妖祥，假符祝为欺诳，以致妄言吉凶祸福，而惑乱人心，有禁医药而坐失良机，有当忌寒凉而误吞符水，有作为怪诞而荡人神气，此之为害，危则甚深矣”的卑劣行径。在分清祝由真伪之后，他积极主张祝由疗法，说：“既得其本（致病之因），则治有其法，故察其恶，察其慕，察其胜，察其所从生，则祝由无不效也。”同时也批评了“今之人，既知祝由之法，自有一种当用之处”，指出有些药物难以奏效的患者，“非祝由不可”，使祝由家能将岐伯之言推广其妙，则“功无不奏，求无不神”，高度赞扬了祝由疗法的作用。

恶性肿瘤患者的发病诱因多数与其性格和不良情绪有关，病前往往性格内向、心性狭窄，有些患者或丧夫、或丧妻、或丧父母，或生活中遇到其他严重事件和打击，如与上级长期不睦等，造成严重精神创伤，患肿瘤后精神更加消沉以致不能自拔，对这类患者施以“稳精变气”的祝由之法将会收到良好的效果。如下下棋，听听音乐，玩玩扑克、麻将，学点书法绘画、练练气功，观看以逗乐为主的曲艺相声，有条件的还可以改变一下生活环境。以及，医生和家属用自己的语言、行动，影响、改变、转移患者的精神情志，使其将注意力从一个客体转移到另一客体，以达养生康复的目的。

在这方面古人不仅有理论根据，而且有丰富的临床实践，如《儒门事亲》记载：“昔闻山东杨先生治洞泄不已之人，先问其所好之事。好棋者与之棋，好乐者与之笙笛，勿辍。”这与现代医学的中枢神经兴奋抑制调节学说相吻合。所谓“好棋者与之棋，好乐者与之笙笛，勿缀”，说明转移注意力的方法，欲其生效，需要持之以恒。这方面的例子是很多的，在《癌症病人话抗癌》一书中，作者讲述了用气功疗法治愈晚期肺癌的切身体会，并收集了大量气功治疗癌症成功的先例，打破了“癌是不治之症”的悲观结论。实际上，气功也是另一种形式“移精变气”祝由疗法，用意念的方法使患者意守丹田，有效地转移了癌患者的注意力，从而收到意想不到的疗效。

（三）暗示疗法

暗示疗法是在取得患者信任的前提下，医生不是主要依靠正面的开导，而是用自己的语言、手势、表情或其他暗号让患者相信并接受自己的观点、意见、信念，或通过某种安排和措施（如使用经过暗示的安慰剂）使患者消除病态心理的一种心理治疗方法。此法能使患者坚定信心、消除顾虑，从而改变病态心理状态，使之获得心身健康。有关暗示疗法，中医历代医家曾留下许多宝贵的有效案例。如《奇症汇》载：“潘温叟贵江令王齐，夜梦与妇人讴歌饮酒，昼夜不能食，如是三岁。温叟治之，疾益平。潘通过暗示病人做梦的方法，久之遂无所见。”温叟曰：“疾虽衰，然未俞也，如梦男子青巾白衣者方瘥。后果梦此，能食。”此案即利用“日有所思，夜有所梦”的道理，暗示患者梦青巾白衣男子，果然患者因思成梦，因梦则能解除顾虑，使之心理得到康复。另,《北梦琐言》记载唐朝京都一位医生治疗一妇人,此妇人伴其夫从外地回家途中误食一虫,之后即怀疑虫在腹中作怪,大病不起,医生遣方给予催吐,令其侍女持盆准备接患者之呕吐物,待患者一旦呕吐,令侍女大喊“吐出虫了”,果然灵验,自此痊愈。

有些患者因慢性病困扰而沮丧,或因病情危重而绝望。医生和家属要利用患者对医生的充分信任及医生的个人威望,大胆使用安慰剂治疗,有时会收到神奇的疗效。这是因为安慰剂使患者有了期望,患者积极的信念激发体内潜在的力量起了作用。

在由3位美国著名肿瘤专家合著的《康复——癌症的心理治疗和预防》一书中列举了安慰剂治愈淋巴肉瘤的真实病例。就是暗示安慰疗法的有效例证。

1950年,美国的克劳波夫博士宣布他研究的新药Krebiozen能“治愈”癌症,当时轰动了美国上下,家喻户晓。这时,克劳波夫博士的一位患者发现患上淋巴肉瘤,晚期的恶性肿瘤遍布全身淋巴结。患者身体每况愈下,经常使用氧气面罩进行呼吸,每隔两天必须抽一次胸腔积液。这时,患者听说了克劳波夫博士正在从事Krebiozen的研究,他恳求博士给服用这种新药,博士满足了他的愿望。用药后,患者的好转令人难以置信,在短短的时间内,肿瘤奇迹般地消失了,不久他恢复了正常的生活。后来,当美国医学会和美国医药食品管理局将服用Krebiozen的不良作用公诸于世的时候,这位患者的健康状况发生了翻天覆地的变化,病情复发。克劳波夫医生灵机一动,他告诉这位患者现在又有了效力特好、无副作用的新型Krebiozen,很适合他;而实际上,医生只不过给他注射了无菌蒸馏水。结果这位患者的肿瘤再次消失,胸水消退,他不仅能下床走动,甚至重操旧业——驾机上天,这种良好状态持续了2个月之久。患者仅仅靠信念竟产生了如此惊人的疗效!此后美国医学会和美国医药食品管理局在对此药进行深入调查研究后,发布公告:全国范围内试验表明,Krebiozen对于癌症无任何效力。没出几天,这位患者与世长辞了。以上事例启示,中医传统的暗示安慰疗法如果使用得当,同时配合手术、放疗、化疗及中药治疗,不仅可以使上述疗法充分发挥作用,而且也可最大限度地调动患者自身的潜能,对癌症患者的养生康复可起到药物有时所起不到的积极作用。

三、肿瘤患者的中医情志相胜疗法

（一）了解一些情志相胜法的知识

情志相胜法亦称以情胜情法，是医生在患者亲人的密切协同下用一种情感抑制另一种情感，以打破情志上的恶性循环，从而建立新的良性循环的一种心理治疗方法。正如《医方考》所说："情志过极，非药可医，须以情胜。"它遵循《黄帝内经》"怒伤肝，悲胜怒"，"喜伤心，恐胜喜"，"思伤脾，怒胜思"，"忧伤肺，喜胜忧"，"恐伤肾，思胜恐"等基本以情胜情的原理，治疗一些与情志相关的疾病。历代医家在《黄帝内经》的基础上对情志相胜法多有补充和发挥。宋金时代张子和对这一疗法进行了潜心研究，积累了丰富的经验。他在《儒门事亲》一书中说："悲可以治怒，以怆恻苦楚之言感之；喜可以治悲，以谑浪亵狎之言娱之；恐可以治喜，以迫遽死亡之言怖之；怒可以治思，以污辱欺罔之言触之；思可以治恐，以虑彼志之言夺之，凡此五者，必诡诈谲怪无所不至，然后可以动人耳目，易人视听……"又说："余又尝以巫跃妓抵，以治人之悲结者，余又尝以针下之时便杂舞，忽笛鼓应之，以治人之忧而心痛者；余又尝拍窗使其声不绝，必治因惊而畏响，魂气飞扬者。"该书中记载的以情治病巧报奇取之案，实为后世难得之瑰宝。到了元代，朱丹溪推行的"活套疗法"亦是根据情志相胜的原理来解除病理的情绪状态，他指出："五志之火，因七情而起，郁而成痰，故为癫痫犯妄之证，宜人事判之，非药石所能疗也，须诊察其由以平之。怒伤肝者……以忧胜之，以恐解之；喜伤心者……以恐胜之，以怒解之。"《医方考》中认为："情志过极，非药可愈，须以情胜；《黄帝内经》言，百代宗之，是无形之药也。"清代名医尤乘说："古神圣之医能疗人之心，预使不至有疾。今之医者，唯知疗人之疾，而不知疗人之心。是犹舍本而逐末也。不穷其源而致其流欲求疾愈，安可得乎？"中医养生文化历来都把心理养生康复放在十分重要的地位，并创造了一整套行之有效的心理情志康复疗法。

（二）情志相胜康复疗法的机制和方法

情志相胜养生康复学的机制是遵循“五行康复论”的原理，使情志按五行相克规律相互克制，如“怒伤肝，悲胜怒，”怒为肝志，悲为肺志，肝属木，肺属金，金克木，故悲可以胜怒而治肝病。“喜伤心，恐胜喜”，恐为肾志，心属火，肾属水，水克火，故恐可以胜喜而治心病。“思伤脾，怒胜思”，思为脾志，脾属土，为肝木所克，故怒可以胜思而治脾病。“忧伤肺，喜胜忧”，忧为肺志，肺属金，为心火所克，故喜可以胜忧而治肺病。“恐伤肾，思胜恐”，恐为肾志，肾属水，为脾土所克，故思可以胜恐而治肾病。凡此五者更相为治，运用之妙，实乃无形之药也。

1. 喜胜悲法

忧悲为肺之志，过于悲痛忧伤则损伤肺气，出现气机郁结肺气不足之证。《素向·举痛论》说：“悲则之心气急，肺布叶举，而上焦不通，营卫不散。”又说：“悲则气消。”《素向·阴阳应象大论》说：“忧伤肺。”《灵枢·本神》亦说：“愁忧者，气闭塞而不行。”肺伤之后，可以出现胸膈满闷、不思饮食、坐立不安、脉象沉滞等证，因忧悲而气郁，治疗上用喜胜悲法，此法指医者按照康复计划，采取语言或非语言的手段，使患者产生喜乐情志，以消除悲哀情志的一种方法。

《儒门事亲》一书中，张子和曾治一患者：“息城司侯，闻文死于贼，乃大悲哭，之罢便觉心痛，日增不已，月余成块（即肿物），状若覆杯，大痛不止，药皆无效。灶用燔针思艾，病人恶之，乃求戴人。戴人至，适巫者在其旁，乃学巫者，杂以狂言以谑，病者于是大笑不忍，回面向壁，一二日心下结块皆散。”以喜胜悲而愈。又如清代一名医治一男性悲观失望，抑郁寡欢，成天愁眉苦脸，医者按脉良久，故意诊断为“月经不调”，患者不禁哑然失笑，每忆及此事则大笑不已，终于消除了悲观情绪。以上说明，情志相胜法的确是一种行之有效的治疗方法，即使是被称为“当今不治之症”的恶性肿瘤，如果运用得当，亦可起到意想不到的效果。另外，美国奥卡尔、西蒙顿编写的《康复——癌症的心理治疗和预防》一书中还记载这样一个病例：“贝蒂·约翰森是位 40 多岁的中年妇女，来医院就诊前已发现肾脏长出了一个大恶性肿瘤。她已寡居一年，经营着丈夫留下的农场。探查手术发现，癌症扩散到肾外，已无法手术切除癌肿。她被送回农场家中，一位在她农场上干活的男子向她伸出了友谊之手，她坠入了情网并步入了婚姻。尽管医生们已预告她朝不保夕，但她竟又愉快地生活了五年。不料她第二个丈夫挥霍掉她的许多钱财之后，弃她而走。没出几周，癌症又卷土重来，她很快就离开了人世。”这一病例实际上也是一个典型的喜胜悲的有效病例。贝蒂晚期肾癌回家等死，其悲哀情绪可想而知，而闪电般的爱情和结婚的幸福给她带来的巨大喜悦，使她奇迹般地活了下来，而丈夫的背叛又使她旧病复发，以致迅速送命。在肿瘤患者中有相当一部分人意志消沉，抑郁寡欢。在康复阶段或日常生活中，医生和家人可有目的地安排一些轻松浪漫、妙趣横生的文艺节目等，以改善患者的情志，收到以喜胜悲的效果。

2. 怒胜思法

思为脾志，若思虑无穷，用心过度，甚至空怀妄想，所愿不遂，则可导致气结不散，引起倦怠少食；甚则形成肿块。《素问·举痛论》指出：“思则心有所存，神有所归，正气留而不行，故气结矣。”《素向·阴阳应象大论》指出“怒胜思”，脾属土，肝属木，怒为肝之志，“怒胜思”，即脾土为肝木所克，故怒可以胜思而治脾病。因为思虑损伤心脾已成痼疾，临床上往往成为难治之症。此时用语言或行为激怒患者，以怒制思，从而达到促进阴阳气血的平衡，恢复心脾功能。《儒门事亲》载张子和曾治一妇人的病例：“一富家妇人，伤思虑过甚，二年余不寐，无药可疗，其夫求戴人治之，戴人曰：‘两手脉俱缓，此脾受之也，脾主思故也，’乃与其夫怒而激之，多取其财，饮酒数日，不处一法而去，其妇大怒，汗出，是夜困眠，如此者，八九日不寝，自是而食进，脉得其平。”这一病例属久思气结，阴阳不调，阳气不与阴交而不寤，当怒而激之之时，肝脏逆上之气冲开了结聚之气，兴奋之阳因汗而泄，故阴阳平衡而愈。临床上有不少肿瘤患者患癌症后，由于缺乏思想准备，自认为死神似已来临，对家人放不下心，对其未完成的事业感到遗憾，甚至饭不思，觉不眠。针对这一类患者，医生和家人可以共同设计激怒之法，用情志相胜法改变患者的心理环境，以达养生康复的目的。

3. 思胜恐法

恐为肾之志，是一种胆怯、惧怕的心情，恐可引起精神的极度紧张，长期恐惧可伤肾，恐则气下，可使人的思想及全身上下处于一种抑制状态。《素问·阴阳应象大论》指出："思胜恐。"肾属水，脾属土，思为脾之志，肾水为脾土所克，故思可以胜恐而治肾病。张子和在《儒门事亲》中提出了"思可治恐，以虑彼忘此之言夺之"的方法。所谓"虑彼忘此"可供采用的方式方法很多，用语言分散患者惊恐的情志是最常用的手段。如《各类医案》记载："邝子元由翰林补外，十余年矣，恐不得还，尝侘傺无聊，遂成心疾，谵谵昏聩，时作时止，闻直空寺僧能治，往叩之。僧曰：贵恙起于烦恼，生于妄想，妄想之来，其机有三：追忆以前荣辱恩怨，悲欢离合种种闲情，此过去妄想也；或期望未来妄想也，能斩断念头……则肾水滋生，可上交于心，心火不致上炎，可下交于肾，病何从来……子元如其言，独居一室，扫空万缘，静坐月余，心疾荡失。"此病案因翰林补外过久，恐不得还，以为侘傺无聊，不能自止。医者利用言语，促其反省，正确理解，摆脱精神负担，终于达到治疗目的。病起于恐，恐从内发，得思则解。对于恶性肿瘤患者，一旦医生对其论断为癌症，往往会被这突如其来的打击吓得惊恐万状，恐则气下，甚至可见患者周身发抖，下肢软瘫，行走受限。对此类被癌症吓破胆的惊恐患者，临床上可施以思胜恐法，此时医生和患者家属可用语言或非语言手段，使患者产生忧思的情绪，促其淡化癌症的恶性刺激，转移疾病的注意力。通过"思则气结"之理，收敛因惊恐而涣散的阳气，达到稳定情绪、尽快康复的目的。

4. 悲胜怒法

怒为肝之志，凡理不平，事不遂心，遭受凌辱，都可以引起发怒，也有因非常事件，大动肝火，前人对此曾描绘了如下状态：鸿门宴上，樊哙见项王，头发上指，目眦尽裂；颜真卿骂贼，握拳透爪。《灵枢·本神》说："怒则气上。"肝主怒，怒则气机上逆。如果忿怒之情没有发泄出来，则称为恚怒，更易引起疾病，在临床上可用相应的情志来抑制它。《素向·阴阳应象大论》指出："悲胜怒。"怒为肝志，悲为肺志，肝属木，肺属金，金克木，故悲可以胜怒，而治肝病。如在盛怒之下能大哭一场，常可缓解怒的情绪，避免引起疾病。《实用中医精神病学》载一医案："笔者幼时，先父治一妇人，因与妯娌口角，后患呃逆不止已三月。呃逆时全身随之耸，不能进食，致骨瘦如柴，经医治不效。先父得知病情后，示意其夫谎告其爱子溺于荷塘，妇闻知悲痛欲绝。少倾，其夫领其子至前说：‘已救起。’妇抱其子悲喜交加，涕泪俱下，但未闻有呃逆之声，此乃悲胜怒的中医有效病例。”张子和在《儒门事亲》中指出：“悲可治怒，以凄怆苦楚之言感之。”“悲哀属阴，怒属阳，怒则气血逆上，悲则气血沉降，悲胜怒法，在于以阴治阳，使逆乱之气机达于阴阳平衡。”肿瘤患者确诊后，由于缺乏足够的思想准备，常常会出现愤怒、暴躁的变态心理，尤其对自己最亲近的人，动辄就火冒三丈，大发脾气，此时如能及时采用悲胜怒法，用语言的或非语言的方式，使患者产生悲哀情绪，藉以稳定肿瘤患者情绪过于激动、神情躁动不安，以使患者的情绪逐渐趋于正常，以利于治疗和康复。

至于中医学的恐胜喜法，因肿瘤患者一旦明确诊断无喜可言，故此法在肿瘤康复治疗中无实际应用价值，本文不予涉及。

总之，情志相胜法是中医养生文化中情志疗法的重要组成部分，它是严格遵循五行制胜原则制订出来的独特康复疗法，在恶性肿瘤养生康复治疗中要注意灵活运用，因人、因病而异，而不能生搬硬套。

林教授指点养生保健之良方

巧用时间养生法，人体节律自动调

中医在几千年来对人的生老病死实践观察中，深刻认识到大自然的一切变化，诸如时序变迁、寒暑更迭、风雨晦明、日月星辰、年月日时等的千变万化，都和生活在宇宙中的人的生命活动息息相关，形成了具有深刻内涵的“天人相应”学说，贯穿在中医生理、病因、病理、诊断、治疗、服药、饮食、养生、预防等各学科之中，是一门系统的学问，不仅言之有理，而且行之有效。这里仅就时间养生法为例谈谈肿瘤患者如何注意自己的起居、饮食及服药方法，以利于祛病延年。

一、肿瘤患者的季节养生保健法

春温、夏热、秋燥、冬寒是四季气候变化的正常规律，人体在其影响下，亦发生春生、夏长、秋收、冬藏不同的生理性变化，以适应自然界的变化规律。如《灵枢·五癃津液别论》曰：“天暑衣厚则腠理开，故汗出，天寒则腠理闭，气涩不行，水下流于膀胱，则为溺为气。”《灵枢·刺节真邪》认为：人体在春夏炎热的气候中，则“人气在外，皮肤缓，腠理开，血气减，汗大泄，皮淖泽”；在秋冬寒冷的气候中，则“人气在中，皮肤致，腠理闭，汗不出，血气强，肉坚涩”。这说明春夏体内的生理功能由于阳气的发泄，气血容易趋向于表，表现为皮肤松弛，疏泄多汗；秋冬由于阳气的收藏，气血容易趋向于里，表现为皮肤致密，少汗多尿，以维持和调整人与自然界的统一。因此肿瘤患者不论从防病、治病或从养生延年都必须顺从四时的寒热交替，正如《黄帝内经》指出的“智者之养生也，必须四时而适寒暑，和喜怒而安居处，节阴阳而调刚柔，如是则僻邪不至，长生久视”，“阴阳四时者，万物之终始也，死生之本也，逆之则灾害生，从之则苛疾不起，是谓得道”。这足以说明季节养生的重要性。

春天，阳气升发，万物复苏。养生须顺应春生之气，起居宜“夜卧早起，广步于庭”。是说春季适宜晚上早睡，清晨早起，在庭院中散步，以增强体质。春日融和，应多眺望园林亭阁宽敞明亮之处，以舒畅情志，尽量不要独自闷头坐在角落，容易产生抑郁的情绪。肿瘤患者可登山眺远，以收心旷神怡、陶冶情操之效。

春季气候虽已转暖，但寒冬刚过，寒暖未定，尤应注意调摄养护。特别是肿瘤患者因放射治疗和化学治疗常常损伤机体免疫功能，且恶性肿瘤本身亦可抑制人体正常的免疫功能，更要随时注意衣食寒温，以防外感。《摄生消息论》指出：“天气寒暖不一，不可顿去棉衣，老人气弱骨疏体怯，风冷易伤腠理，时备夹衣，遇暖易之，一重渐减一重，不可暴去。”刘居士云：“春不可令背寒，寒即伤肺，身觉热甚，少去上衣，稍冷莫强忍，即便加服。肺俞五脏之表，胃俞经络之长，二处不可失寒热之节。”是说减衣要慢慢来，尤其是老年人减衣不要太快，以免受到春寒。春季感觉寒凉时要及时添加衣物，更要注意背部的保暖，尤其注意保护背部的肺俞和胃俞两处穴位，避免受到寒热的损伤，从而起到保护五脏和一身经络气血的作用。

春是生发之季，寒冬已过，冻解冰释，温煦多风，呈现一派生机盎然的气象。肿瘤患者食养应顺春天的生发之气。《云笈七签》云：“春气温，宜食麦以凉之。不可一于温也。禁食热物。”是说不能一味使用温热补品，也要少吃过于辛温燥辣的食物，以免气温上升，加重身体的内热。《千金方》曰：“春七十二日，省酸增甘，以养脾气。”《遵生八笺》亦云：“当春之时，食味宜减酸益甘以养脾气，饮酒不可过多，米面团饼不可多食，致伤脾胃，难以消化。”《金匮要略》提出：“春不食肝。”因为“肝气王，脾气败，若食肝，则又补肝，脾气败尤甚，不可救。”这也是调节人体脏腑阴阳平衡的方法。从五行理论来看，春属木，应于肝，春天肝气升发旺盛，脾属土，五行中木克土，所以肝气旺则容易损伤脾的功能。因酸入肝，甘入脾，所以在饮食方面可以少吃点味酸的食物，不要吃动物的肝脏，以免肝气受补而升发太过；同时可适当多吃点甜味的食物，补脾土以防肝气克伐。另外，老年肿瘤患者及消化道肿瘤患者（如食管癌、胃癌、肠癌等）的饮食以温热、熟软为佳。正如《寿亲养老新书》指出："老人之食，大抵宜温热，熟软。忌黏硬生冷，其应进饮食不可顿饱。但频频与食，使脾胃易消化，谷气常存。"在这一方面，笔者遇到不少经验教训，如有一位高龄肠癌术后患者，肠道狭窄，平时饮食不注意饥饱，暴饮暴食，有一次吃韭菜馅饺子，觉得好吃，吃了五六两，结果引起严重肠梗阻，差一点因此丧命，说明肿瘤患者饮食一定要适可而止。此外，还应根据春季的养生特点选择合适的种类，以利于养病康复。

就药物养生而言，《素向·厥论》云："春季则阳气多而阴气少。秋冬则阴气盛而阳气衰。"药物的性能也有寒凉、甘淡、辛热、温补之异，故肿瘤患者临证用药也最好顺应四季气候的寒热变化。正如《素向·四气调神大论》所指出："夫四时阴阳者，万物之根本也，所以圣人春夏养阳，秋冬养阴，以从其根。"这一精神不仅为后世养生理论奠定了基础，而且提示人们要根据四时阴阳的变化确定治疗原则，肿瘤的治疗也同样不能例外。古代医家对此颇有研究，并总结了不少四时用药规律。明代李中梓认为："药性之温者，于时为春，所以生为物者也。"李时珍在《本草纲目》中论述得更为具体，他强调四时用药"升降浮沉则顺之，寒热温凉则逆之。故春宜加辛温之药，薄荷、荆芥之类，以顺春升之气"。孙思邈提出了春服"小续命汤"（含有辛温的麻黄、桂枝、附子等，以祛风扶正、温经通络为主）以养生。宋代陈直提出春减酸益甘以养脾气，另外，根据脏腑与四时的对应关系，可在具体辨证用药基础上，参照五脏的苦（指"不喜"或"厌恶"）欲（指"喜"）补泻规律，适当选用相适应的时令药物。如春季，肝苦急（肝体以气急为伤），急食甘以缓之，甘草；肝欲散（肝气喜疏泄），急食辛以散之，川芎；以辛补之，细辛；以酸泻之，白芍（参见张元素《医学启源》）。这是说可用甘缓之品滋阴养血以抑制肝气肝阳升动过度，用辛散的药物疏肝行气，防止肝气不舒，用酸敛得药物生津泻有余之气。

夏季，气候炎热，天气下迫，地气上蒸，万物茂盛，人体气血趋向于体表，肿瘤患者应养夏长之气。宜“夜卧早起”，情志要活泼愉快，不要因强烈的日晒而烦躁，也不要轻易发怒。炎夏烈日当空，宜防暴晒，但又不能过分贪凉饮冷。《理虚元鉴》指出：“夏防暑热，又防因暑取凉。”“老人当慎护……不得于星月下露卧，兼便睡着使人扇风取凉，一时虽快，风入腠理其患最深。”肿瘤患者尤其中晚期肿瘤患者身体多较虚弱，更应多加防护，要像古人所指出的那样，“平居檐下，过廊、弄堂、破窗皆不可纳凉，此等所在虽凉，贼风中人最暴，惟宜虚堂、净室、水亭、木阴洁净空敞之处，然后清凉。更宜调息净心，常如冰雪在心，炎热亦于吾心少减；不可以热为热，更生热矣。”

《素问·四时刺逆从论》指出：“夏者经满气溢，入经络受血，皮肤充实。”从而形成阳生在外，阴气内伏的生理状态。肿瘤患者此时的食物调养应着眼于清热消暑，健脾益气。《饮膳正要》主张“夏气热宜食菽（指豆子，如豆浆、绿豆汤、豆粥之类）以寒之”，“若多着饴糖拌食以解酷暑亦可。”并云：“西瓜性温，熟者可食……解暑名曰白虎汤。”刘居士云：夏季心旺肾衰，虽大热不宜吃冷淘冰雪、密冰、凉粉、冷粥，饱腹受寒，必起霍乱。少食瓜茄生菜，原腹中方受阴气，食此凝滞之物，多结癥块。《千金方》曰：夏七十二日，省苦增辛，以养肺气。《养生书》认为“夏至后秋分前，忌食肥腻饼油酥之属，此等物与酒浆瓜果，极为相妨，夏月多疾痰以此。”笔者曾在夏季治一例肠癌术后女患者，因食凉粉，而突患急性胃肠炎，上吐下泄，腹部剧痛，多日不能进食。因此，肿瘤患者在夏日要少食冰糕、冰水、汽水之类，以保护脾胃功能。《老老恒言》云：“夏至以后，秋分以前，外则暑阳渐炽，内则微阴初生，最当调节脾胃，勿进肥浓。”现代医学研究证实，调节肝脏糖代谢速率的丙酮酸激酶活性和胆汁分泌呈明显年节律变化，从秋季到冬季增高，夏季最低，而人胰腺的外分泌功能在夏季最低。这种规律提示，人体在夏季对糖、淀粉、脂肪等的消化、吸收和代谢功能较其他季节时降低，故夏季养生尤以调理脾胃为主。

在药补方面，明代名医李中梓认为：“药性之热者，于时为夏，所以长万物也。”李时珍认为：“夏月宜加辛热之药，香薷、生姜之类，以顺夏浮之气；长夏宜加甘苦辛温之药，人参、白术、苍术、黄柏之类，以顺代成之气……夏少苦增辛以养肺气，长夏省甘增咸以养肾气。”《遵生八箴》提倡夏日服用四顺丸（神曲、麦芽、草豆蔻、甘草）等健脾益气之药，以助老人及肿瘤患者的消化和吸收。《抱朴子》主张三伏内用甘草一钱，滑石六钱为末和水服之，名六一散，以免中暑泄泻。李杲在《脾胃论》中指出：长夏湿气盛，人病“多四肢困倦，精神短少，懒于动作，胸满气促，肢节沉痛或气高而喘，身热而烦，心下膨痞，小便黄而少，大便溏而频……宜以清燥之剂治之，名曰清暑益气汤主之”。此方也是长夏（夏末暑湿较重的阶段）的常用祛暑方药。

秋季，天气以急，地气以明，秋风肃杀，万物凋谢，气温转凉，人之毛发枯槁，肿瘤养生应顺秋收之气，起居宜“早卧早起，与鸡俱兴”，对于情志，应“使志安宁，以缓秋刑，收敛神气，使秋气平”。秋季气温转冷，须渐增衣服以防寒，肿瘤患者药食调养的原则是防秋燥，因为秋天燥邪最易伤人。《饮膳正要》谓：“秋气燥，宜食麻以润其燥，禁寒饮”，秋季应少用辛燥之品，多进芝麻、蜂蜜、甘蔗、柑橘、乳品及蔬菜等濡润之物。肿瘤患者脾胃多虚弱，若食生冷，易致秋泄，故须禁寒饮。秋季，肺气旺、味属辛，五行属金，金能克木，木属肝，肝主酸。当秋之时，饮食之味宜减辛增酸以养肝气。药补也宜滋润而避免辛辣发散之品耗气伤阴。《癯仙神隐书》主张入秋宜服“生地粥”以滋阴润燥。另可服银耳冰糖粥、百合粥等。李中梓认为：“药性之凉者，于时为秋，所以肃万物者也。”李时珍提出：“秋日益加酸温之药，芍药、乌梅之类，以顺秋降之气。”同时秋季治疗肿瘤要注意尽量少用吐、汗之法，以免劫伤律液。

冬季为万物闭藏之季，自然界朔风凛冽，草木凋零，冰冻虫伏，万物生机潜藏，肿瘤患者宜从“养藏之道”以调摄。“早卧晚起，必得日光”，以防寒气侵袭，尤须注意衣着居处之保暖。老年肿瘤患者更须注意，因“老人骨肉疏冷，风寒易中，若窄衣贴身，暖气着伴，自然气血流通，四肢和畅”。在冬季，初期肿瘤患者或体质较好的肿瘤患者在寝卧之时，稍宜虚歇，寒极方加棉衣，以渐加厚，不得一顿便多。唯无寒而已。亦不能频用大小烘炙，手足应心，不可以火炙手，引火入心，使人烦躁。精神须清静内藏，“使志若伏若匿，若有私意，若已有得。”肿瘤患者饮食调养宜减酸增苦以养心气。冬月肾水味咸，恐水克火，心在五行中属火，肾水太过容易伤心，则心易病，故宜养心。居处不宜漏风寒，注意适当添衣保暖，调饮食以适寒温，尽量避免冒触寒风，尤其是老年人。冬月阳气在内，阴气在外，老年肿瘤患者多有上热下寒之患，不宜频繁沐浴。阳气内蕴之时，若服用大温大热之品或过于温热的汤类，容易出大汗，而损伤阴津。高年癌症患者不可早出，以免寒霜损伤身体。早上服山药、热粥以御寒。晚服消痰凉膈之药以平和心气，不令热气上涌。《饮膳正要》指出：“冬气寒，宜食黍，以热性治其寒。”冬季饮食宜趁温热进食。陈直《寿亲养老新书》云：“冬季间常温而食之，颇宜，但不宜多食。”冬天是肿瘤患者药补之佳季。因冬日阳气内藏，而不外泄，运用补药能提高利用率，促进人体功能活动，故民间有补在“三九”之说。《遵生八笺》主张冬月宜服枣汤、钟乳酒、枸杞膏、地黄煎等，以养和中气。药补可视阴阳气血虚弱之体质而异，选配不同药物配制滋补膏方。

李中梓认为：“药性之寒者，于时为冬，所以杀万物者也。”是说寒性的药物在冬季使用，药效增强，要谨慎。李时珍说：“冬月宜加苦寒之药，黄芩、知母之类，以顺冬沉之气。”是说冬季处方时，在辨证用药的基础上，可加用性味苦寒的药物来顺应冬季人体内气机的沉降。

利用春夏秋冬的不同时令中人体阴阳盛衰的生理变化，古人认为凡春夏患病者多阳虚内寒，适当地运用温补药及其有关食品，可藉助春夏气候阳旺之时，和机体在夏春耐温补之机，而获事半功倍的扶阳效果；凡秋冬患病者，多阴虚阳盛，可适当地运用阴寒药及其有关食品，藉助秋冬气候阴盛之时，和机体在秋冬耐清热之机，而获得事半功倍的助阴效果。此谓“春夏养阳，秋冬养阴”。从养生的角度来讲，肿瘤患者也可根据时令的变化和病情的需要选用中药膏滋补养身体，调和脏腑阴阳以达扶正御邪的目的。

以上肿瘤患者季节养生法的核心是说无论饮食起居或用药祛病延年，都应根据四时之气的变化进行。当然亦不能一成不变，千篇一律，当具体到每一个肿瘤患者身上时，还要根据其患病的脏腑部位、性质、轻重，因人施治，予以不同的养生法。

二、肿瘤患者朔望月养生保健法

由于日、地、月有规律地相对移位，月亮的圆缺表现出月廓空（朔）、月始生（上弦）、月满（望）、月始虚（下弦）、复为朔的不同月相，每次朔望往复，每隔29.5309天（即29日12时44分2.78秒），故人们称为朔望月。根据现代科学“有质量必有引力场”的理论，月的引潮力（月球的引潮力是太阳的2.25倍）对地球上不论液体、固体、气体都起作用，产生相应的海潮、陆潮、气潮，甚至地磁潮。其中尤以海潮变化最为显著。人体80%是液体，颇似地球上的海洋，又与原始海洋有着十分近似的离子组成部分，许多生命过程及功能活动都是在液态环境中进行的。因此，将人体生理随月的盈亏而变化的功能活动，称为人体朔望月节律。中医十分重视人体的这一朔望月节律现象，《灵枢·岁露》指出：“人与天地相参也，与日月相应也。”说明人体阳气的运行及盛衰与日相应，而阴血的运行和盛衰则与月相应。同时中医又把人体的这种朔望月节律成功地运用到人（包括肿瘤患者）的养生、保健及临床治疗当中。

《素问·八正神明》云：“月始生，则血气始精，卫气始行；月廓满，则血气实，肌肉坚；月廓空，则肌肉减，经络虚，卫气去，形独居。”《灵枢·岁露》也说：“故月满则海水西盛，人血气精，肌肉充，皮肤致，毛发坚，腠理郄，烟垢著……至其月廓空，则海水东盛，人气血虚，其卫气去，形独居，肌肉减，皮肤缓，腠理开，毛发残，腠理薄，烟垢落。”说明月的盈亏可直接影响着人体气血的内外虚实、皮肤的致密和疏松、肉腠的厚薄等，揭示了人的生理活动是随着月相的变化而呈盛衰变化。明代医学家张景岳在《类经》也明确支持这种说法：“月属阴，水之精也，故潮汐之消长应月，人之形体属阴，血脉属水，故其虚实浮沉，亦应于月。”因此，在肿瘤患者的养生、保健和治疗中，要尽可能适应月的盈亏。当肿瘤患者处于月廓空、肌肉减、经络虚、血气衰、皮肤缓、腠理开、卫气去的功能低下状态时，因自身的抗病力弱，易出现感冒和其他并发症，此时要特别注意起居和防护措施，同时应尽量少用或不用放射和化学治疗，多用提高免疫的药和补益之品，以便补充和提高身体抵抗力。相反，若在月廓满时，人体功能相对处在血气实、肌肉充、皮肤致、毛发坚、腠理郄的强大状态时要尽量少用补益之药，此时若不适当地采用补法，势必造成机体某些生理指标超出正常波动范围，破坏了机体内在相对平衡。特别是肺癌、鼻咽癌、子宫癌、直肠癌等容易出血的肿瘤患者则需更加谨慎。即所谓“月满而补，血气扬溢，络有留血，命曰重实”。但是此时对于癌症患者来说却是放射和化学治疗的有利时机，因为此时，机体处在一个月中最旺盛的时期，若施以放、化疗，身体的耐受相对较强，可尽量减少毒副作用，对治疗和身体恢复有利。

三、肿瘤患者的昼夜养生保健法

日有昼夜之交替，人有阳气之盛衰。《素问・生气通天论》云；“阳气者，一日而主外，平旦人气生，日中阳气降，日西阳气已虚，气门乃闭，是故暮而收拒，无扰筋骨，无见雾露，反此三时，形乃困薄。”因此，肿瘤患者如欲早日康复、延年益寿，也应使起居、运动等符合一日中的阴阳消长变化。

孙思邈《千金方》指出：“鸡鸣时起，就卧中导引，导引讫，栉漱即巾……四时气候和畅之日，量其时节寒温，出门行三里及三百步二百步为佳。量力而行，但无令气乏气喘而已。”是说早晨，人体的阳气开始生发，早晨醒来可先做导引功，然后可根据四季气候的温凉，选择气候适宜的日子外出散步，但不要过于劳累。肿瘤患者则更要量力而行。中午阳气逐渐达到最盛，午后逐渐衰减，癌症患者经过上午的劳作与活动，须略作休息以养阳气。《老老恒言》指出：“每日时至午，阳气渐消，少息所以养阳。”入夜后，白天运行于体表起防御作用的卫阳之气逐渐由表入里，由于阳气内藏，肌表空疏，不宜外出，“无见雾露”即避免沾染雾气寒露，以防外邪侵袭。此时也不要做剧烈运动，以免扰动筋骨。晚上宜保持形体与精神的清静，以顺应阳衰而阴盛的生理变化。正如《老老恒言》所说：“时至子，阳气渐长，熟睡所以养阴。”是说子时（夜里 11 点至凌晨 1 点），人体的阴气最盛，此后渐衰，而阳气渐长，此时应通过良好的睡眠来养阴。如果子时不眠，时间长了，人容易出现阴虚或阴虚阳亢的病理变化。所以，肿瘤患者每日起居和活动规律非常重要，一定要符合阴阳在一天里的消长变化：早起运动但勿过劳，

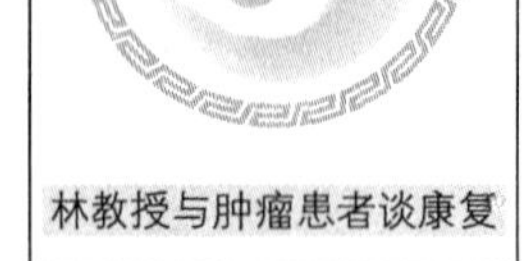

中午稍做休息但不宜过久，晚上最好能够10点前入睡，最晚也不要超过11点，如此通过合理的作息做到白天养阳夜间养阴。

肿瘤患者一日中的饮食安排也应随昼夜阴阳交替的规律而调整。《折肱漫录》指出："早饭要早，中饭要饱，夜饭要少。语语皆格论。空腹莫多言，最能伤气；中午必须饭，饭必满量而止，则神气自旺；晚餐微酣，不可过醉，亦不可过饱，自然神清气爽。"这里的晚餐微酣（指少量饮酒），是对健康人而言，肿瘤患者不可仿照。在三餐食量方面，《老老恒言》则主张："《内经》曰：日中而阳气降，日西而阳气虚，故早饭可饱，午后宜少食，至晚更必空虚。"苏东坡谓："常节晚食，令腹宽虚，气得回转。"孙思邈在《千金方》中亦强调指出："一日之忌者，暮无饱食。""饱食即卧，乃生百病。"我国民间并有"夜饭减一口，活到九十九"之俗语。以上古人的观点充分说明，节制晚餐对人的健康是十分有利的。肿瘤患者可以参照、但不要拘泥古人的这些理论，只要做到晚餐不要过饱就可以了。如果一味追求"过午不食"，则容易造成营养摄入不足，或因为夜间饥饿影响睡眠，这样反而对恢复健康不利。

在肿瘤患者的养生、康复和用药治疗上，中医则十分强调按昼夜阴阳消长节律择时用药。历代医家对此积累了宝贵的经验，如王好古在临证中有发汗药上午服、苦寒药下午或晚上服的体会；张子和对导水丸、禹功散等要求临卧时服，或在午后、晚上服。李杲则把服药时间的选择分为食前服、食后服、食远服、空心服、五更服、上午服、巳午间服、临卧服和不拘时服九种。根据大量的临床观察，在肿瘤患者的临证治疗中应根据昼夜阴阳消长节律，凌晨和中午前宜选用温阳补气类药物，以发挥激发阳气的功能；午后及入夜宜选用滋养阴血类药物，以适应人体对阴气维持功能的需求。

总之，肿瘤患者的时间养生保健是中医养生文化的重要组成部分，本节仅从季节、朔望月及昼夜阴阳消长等三个部分进行粗略的分析，不免会挂一漏万，仅供广大肿瘤患者和读者参考。

［林教授答疑］

1. 不同季节的饮食养生有何规律可循吗?

答： 春季饮食减酸增甘养脾气，夏季减苦增辛养肺气，长夏减甘增咸养肾气，秋季减辛增酸养肝气，冬季减咸增苦养心气，这些理论是古人根据四时、五脏和五行生克的对应关系总结出来的季节饮食养生规律。在实际生活中，肿瘤患者可参照这些理论，在不同季节调整饮食结构，使有所侧偏。

2. 服用滋补品也需要根据季节变化进行调整吗?

答： 是的。根据中医“天人相应”的理论，在不同的季节，人体的气血阴阳和脏腑功能存在相对盛衰变化。既参考“春夏养阳，秋冬养阴”的养生原则，又不能完全拘泥于此。补益中药作为肿瘤患者调养身体最重要的滋补品应当随季节时令的变化、患者的体质特点和病情需要进行调整。

3. 在不同的季节，关于运动有没有什么特别需要注意的地方?

答： 总体来讲，肿瘤患者的运动不宜剧烈，不能引起机体的过度疲劳，比较适合选用一些传统运动方式如气功、太极拳、八段锦等，养成良好的运动习惯。需要注意春天运动忌大汗出，因为中医理论认为春天阳气升发，卫阳之气固护体表的作用还较弱，大汗出时汗孔开泄，容易感受风寒、风热等外邪。夏天阳气渐盛，宜适当早起锻炼以养夏长之阳气。人体阴精秋收冬藏，所以秋冬季节早上可以多睡一会儿，不必起得太早，可在上午进行锻炼，这样就顺应了一年阴阳消长的变化规律。

文化娱乐是灵药，音乐歌咏养身心

中医养生文化十分重视文化娱乐活动在各种疾病（包括肿瘤患者）养生康复中的重要作用，文化娱乐活动有着其他医药所无法替代的特殊地位。优秀的文化娱乐活动不仅是一种美的精神享受，而且也是一种祛病延年的重要方法。文化娱乐活动能使肿瘤患者心情愉快，精神振作，驱散因癌症所出现的心烦意乱和焦躁不安等不良情绪，从而使患者沉醉在愉快和欢乐之中，达到乐而忘忧、怡情延寿的理想效果。我国文化名人何之鼎在《芥子园画谱》

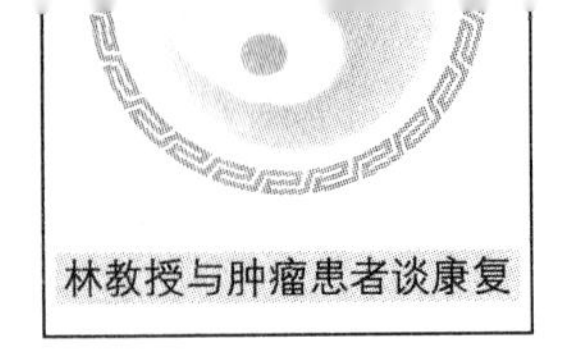

的序言中曾说过："世之所谓怡情悦性者，非一事也。或漱石枕流为娱，或种竹莳花以自怡，或瑶琴偶抚慕曩哲之光仪。或古笈闲授企先民之轨范，所好各殊，而其为适志则一也。"徐春甫在《古今医统大全》中也说："凡人平生为性，各有好嗜之事，有好药饵者，有好禽马者，有好古物者……使其享受玩悦不已。"《寿亲养老新书》载有"十乐"，即读书义理、学法贴字、澄心静坐、益友清谈、小酌半醺、浇花种竹、听琴玩鹤、焚香煎茶、登城观山、寓意弈棋。清代画家高桐轩也总结养生"十乐"，即耕耘之乐、把帚之乐、教子之乐、知足之乐、安居之乐、畅谈之乐、漫步之乐、沐浴之乐、高卧之乐、曝背之乐等。现从音乐疗法、歌咏疗法、文艺疗法、文体疗法这四个方面谈谈肿瘤患者的文化娱乐康复养生的内容和方法。

一、音乐康复养生法

（一）音乐治疗的概述

在我国历史上，楚汉相争时，军师张良用吹箫方法吹散了楚霸王的三千子弟兵，成为我国战争史上的著名案例；在欧洲，古代军队作战时走在最前面的是一支庞大的军乐队；摇篮曲运用音乐的作用使婴儿迅速入睡；优生法用胎教歌曲使婴儿聪明健康；对花唱歌可使花繁叶茂，香气袭人。这些古往今来的例子都显示了音乐与人类的生活密切相关。肿瘤患者的音乐康复养生法是以传统音乐为主体内容，用以陶冶情志心理，促进身心康复的一种方法。

音乐治疗是以音乐作为治疗手段达到促进人身心健康目的的方法。音乐治疗与物理学、心理学、数学等许多科学门类密切相关，并于1940年在美国堪萨斯大学正式成为一门专门学科。经过半个多世纪的发展，音乐治疗已日趋成熟，已确立的临床治疗方法多达上百种。从20世纪70年来开始，音乐治疗传入亚洲。目前，在美国有近80多所大学设有音乐治疗专业，有大约4000多名国家注册的音乐治疗师在精神病医院、综合医院、老年病医院、儿童医院、特殊教育学校和各种心理诊所工作，在日本和我国台湾较大的医院都有专门的音乐治疗师，由此可见音乐治疗在医学领域的应用之广。

近现代研究显示，音乐疗法能促进人的身心健康，提高人的生存质量，在康复医学中发挥着越来越重要的作用。音乐对肿瘤患者的身心益处表现在以下几方面：

1. 影响生理功能

音乐通过刺激人体的神经系统从而对人体产生影响，如节奏轻快、优美舒缓的音乐可以刺激大脑产生“内啡呔”类物质，使人产生愉悦感，缓解疼痛或焦虑等症状。

2. 发泄情绪

肿瘤患者的心理因素在疾病的发生发展及康复中起着很大的作用。但人的情绪难免有起伏，心理学认为保持情绪平衡的一个有效方法就是表达或发泄出来，音乐完全能够满足人的这一需要，为人提供一个情绪发泄的方式，通过发泄使不良情绪得到疏导，再使其恢复平静。

3. 交流情感

肿瘤患者常常出现与外界的交流障碍，尤其在刚确诊后，肿瘤病人容易出现委屈、自闭等不良情绪。通过音乐使人产生丰富的联想及表达情感，可以达到改善与外界交流的目的。音乐还能激发想象，使人置身于某种音乐描绘的场景中，通过音乐默默诉说，从而平衡和满足人的情感交流需求。

4. 物理能量作用

音乐是一种声音，声音是由声波的振动而产生的，是一种物理能量，一定声波的振动，作用于体内各个系统发生同步的和谐共振，产生类似细胞和脏器按摩的作用，从而达到催眠、镇痛等目的。

（二）中国古代的音乐治疗

应该说，音乐治疗并不完全是“舶来品”。我国的民族音乐从萌芽到成熟已有数千年的历史。早在春秋战国时代的《尚书》《左传》《国语》及孔、墨、孟、老、庄等人的著作中就记载到并探讨了音乐与人的心理关系，其中尤以《礼记》中的《乐记》论述最多。

《乐记》指出：“凡音之起，由人心生也。人心之动，物使之然也。感于物而动，故形于声。”说明音乐是由人的心理活动而产生的。不同的心理活动可创造出不同的音乐。《乐记》云：“乐者，音之所由生也，其本在人心之感于物也。是故其衰心感者，其声噍以杀；其乐心感者，其声蝉以缓；其喜

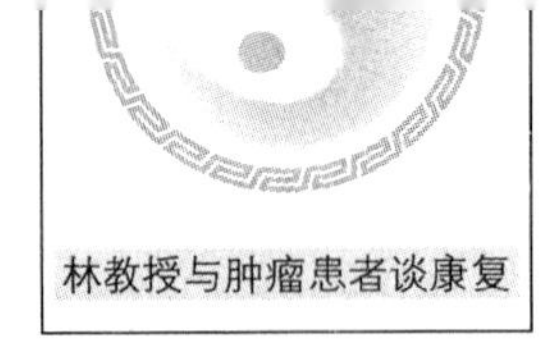

心感者，其声发以散；其怒心感者，其声粗以厉；其敬心感者，其声直以廉；其爱心感者，其声和以柔。六者非性也，感于物而后动也。”可见音乐与人的七情六欲有着十分密切的内在联系，同时也可反过来影响人的七情六欲。

早在春秋战国时期，诸子百家对音乐与人心理关系的讨论就直接波及和影响到医学领域，引起医学家的广泛重视，从而出现“五音导引”，即利用乐曲的不同调式，不同的节拍旋律，作用于人的心理，从而影响人的脏腑功能活动，达到补偏救弊、平衡阴阳的目的，有益于人体健康。五音导引源于《周易·乾文言》里“同声相应”的理论，即通过音乐使人体达到“气和”“体柔”，即“松节柔筋心调和”的最佳功能状态。五音导引是根据上古时期的“河图”“洛书”的数学模型，推衍出人体的生理节律，导出五声调式特征的音乐理论体系。我国明代医学家张景岳在《类经附翼·律解》中指出“声成文谓之音，音之数五，律之数六，分阴分阳，则音以宫商角徵羽”，作为音符，组成五音阶。然后在宫商角徵羽基础上形成各种均（调），如“姑洗均”取C调。

正如《乐书》所说：“音乐者，动荡血脉，流通精神，而正和心也。”音乐的旋律、节奏、音调，对人体都是一种良性刺激，其对人的精神心理活动具有明显的调节作用。这其中的道理是很简单的，因为音乐是一种波动，而人体也有各种形式的波动，它们之间可以产生谐振；音乐有各种不同的节拍、节奏，人体也具有各种生理节奏，如脉搏、呼吸等，它们之间如果配合得当，音乐就可以调节生理节奏。另外人体通过听觉对音乐节奏具有明显的跟随本能，音乐节奏的快慢还可本能地带动肢体动作的节奏。作为一种肿瘤患者养生康复文化，音乐一方面通过艺术感染力，作用于肿瘤患者的心理，以情导理，既能增强人体的抗病能力，还可以消除精神上的阻滞；另一方面还可通过音乐的物理特性，以特定的频率、声压直接作用于人体。音乐还可以通过音调影响改变患者的各种情绪。如节奏明快的音乐，可使肿瘤患者精神焕发；旋律优美的音乐，可使烦躁不安的肿瘤患者情绪趋于安静；一曲威武雄壮的交响乐能振奋人心，使人产生战胜癌症积极与疾病作斗争的力量；一曲悦耳动听的轻音乐，给人以美的享受，使患者胸怀舒畅，增加对美好生活的向往和生存下去的强烈愿望；描绘行云流水、鸟语花香的乐曲可使正处在康复阶段的肿瘤患者心旷神怡，如临仙境，忘却病痛。因此，健康的音乐可以调节人的情志，陶冶人的情操，音乐带来的欢乐更有益于肿瘤患者的养生。

（三）古代五音康复法

中医认为，天有五运六气，人有五脏六腑，乐有五音六律。中医学将五音与五行学说联系在一起，用“同声相应”、“同气相求”的方法导出了“宫商角徵羽”五音治病康复法。

如以宫音为主音的宫调式音乐主要用于消化道恶性肿瘤，以及其他系统的肿瘤合并脾胃虚弱者。因宫属土，与脾胃相通，具有敦厚、沉静、典雅、庄重等情绪上的特点，具有培补脾胃，以助后天生化之源的功效。根据音乐节奏与旋律，又分为太宫、少宫、正宫三类，如《花谣》《花好月圆》《马兰开花》等均属宫类音乐。

以商音为主音的商调式音乐主要用于呼吸系统恶性肿瘤，如肺癌、鼻咽癌等，因商属金，与肺、大肠相通，具有高亢、优美以及情绪悲伤的特点，有清澈、肃静感，可以改善呼吸和水液代谢，协调脏腑生理活动。根据音乐的节奏与旋律，又分为太商、少商、正商三类，如《翠湖春晓》《夕阳箫鼓》《蕉窗夜雨》等。

以角音为主音的角调式音乐主要用于肝胆肿瘤的康复治疗，因角属木，与肝、胆相通，具有疏肝解郁的功能，根据音乐节奏与旋律，又分为太角、少角、正角三类，如《喜洋洋》《心花怒放》《春风杨柳》等即属角调式音乐。

以徵音为主音的徵调式音乐主要用于神经系统肿瘤的康复治疗，因徵属火，与心、小肠相通，具有强烈、兴奋、活泼等特点。给人以兴奋、热烈感，有促进新陈代谢的功效。根据节奏旋律，又分为太徵、少徵、正徵三类，如湖南民歌《浏阳河》便为徵调音乐。

以羽音为主音的羽调式音乐主要用于泌尿、生殖系统恶性肿瘤的康复治疗，也可用于肿瘤放疗、化疗所引起的骨髓抑制患者。因羽属水，与肾、膀胱相通，其性奔放、流畅，具有开阔、奔放、哀怨等特点，可补肾益精、坚骨生髓的功效，令人精神健旺，灵巧敏捷，听觉聪敏，记忆力增强等。根据

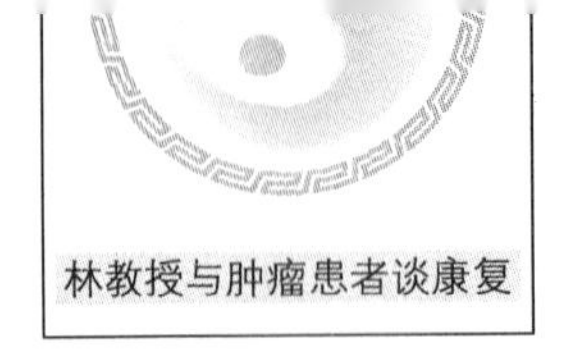

节奏与旋律，又分太羽、少羽、正羽三类，如《梅花三弄》《紫竹调》《江河水》等。

在肿瘤患者音乐疗法过程中，中医又十分重视因人施乐、因证施乐。如对于情志抑郁、心胸狭窄的患者则多采用音乐开郁法，选择节奏明快、旋律流畅的音乐，以振奋阳气，使患者的精神心理处于最佳状态，可选用《流水》《金水河》《喜洋洋》等。对于恐癌患者，当其得知自己患肿瘤后出现神情紧张、焦虑不安等情绪，多采用音乐安神定志法，选择旋律缓慢轻悠，曲调柔绵婉转、清幽和谐的乐曲，以安神宁心，如《幽兰》《春江花月夜》《塞上曲》《平沙落雁》《梅花三弄》等。对于大多数肿瘤患者来说，都可以采用轻喜音乐疗法，该法主要通过情调愉心，旋律悠扬，节奏明快多变、音色优美的乐曲以愉悦人心，使康复中的肿瘤患者达到轻松、欣快、喜乐的目的，以提高免疫功能，如《百鸟朝凤》《百鸟行》《鸟投林》《平沙落雁》《八哥洗澡》等。

（四）音乐治疗，古为今用

看了以上的介绍，相信很多肿瘤患者一定对音乐治疗产生了兴趣。由于每个人文化背景和理解的不同，个性、职业、修养不同，兴趣爱好不同，肿瘤患者在选取音乐时，应兼顾个人的特点，而不要一味追求方式、方法。另一方面，对于既往极少接触音乐的患者而言，也不要轻易放弃这一简单易行又经济的康复方法，在尝试和实践中可以逐渐培养兴趣爱好，说不定您还能由音乐的门外汉成为音乐欣赏的行家呢！

在肿瘤治疗与康复阶段进行音乐治疗，对癌症患者起着有效的辅助调节作用。可以在一定程度上缓解患者的紧张情绪，开阔心胸，增进社会交往，改善食欲，缓解疼痛，帮助睡眠等。实施音乐治疗有以下三种方式，即主动性、被动性和综合性音乐治疗三类：

1. 主动性音乐治疗

是通过患者自身的唱歌、跳舞或演奏来调节情绪，改善适应外界的能力，此种方法适合有一定音乐基础或爱好歌咏舞蹈的肿瘤患者。没有音乐基础的患者如通过参加舞蹈队、合唱团或学习乐器演奏等方式参与也属于主动性音乐治疗。由于参与性强，音乐治疗的感染力也较强。

2. 被动性音乐治疗

是让患者感受音乐，较适合于癌症患者的需要。在欣赏音乐的过程中通过音乐的旋律、节奏和声、音色等因素影响人的神经系统，达到安抚或调节情绪等治疗作用。在音乐的选择上要注意，应根据患者的具体情况对症应用，所选择的曲子应适应患者的情绪，乐曲以内容健康、节奏明朗、旋律优美、声音和谐的音乐为主。同时还要考虑到患者的患病情况，例如节奏快、兴奋性强的曲子不能用于焦虑及高血压的患者；同样较伤感的音乐也不能用于抑郁、悲伤的患者。如需通过“共情”的方式进行情绪疏导，可以尝试以伤感的乐曲引导患者抒发悲伤情怀，其后再辅以舒缓过渡的音乐，但最好在专业的音乐治疗师或心理医生帮助下进行。

3. 综合性音乐治疗

是将音乐与其他方法相结合，如音乐导引气功疗法、音乐冥想法、音乐电疗法、音乐心理疗法等。这些方法往往需要音乐治疗师指导或专业工具辅助进行。

以下根据中、西乐曲的特点和治疗功效列出一些音乐曲目，供参考。

抗焦虑、制怒类:《春风杨柳》《江南好》《同舟共济》《星期六的晚上》《化蝶》。

抗抑郁、振奋精神类:《春天来了》《心花怒放》《喜洋洋》《命运交响曲》《祝您幸福》《蓝色狂想曲》。

治疗失眠、多梦类:《梦幻》《摇篮曲》《绿色小夜曲》《醉夜》《大海一样的深情》《春江花月夜》《二泉映月》。

增强食欲类:《餐桌音乐》《欢乐舞曲》《北国之春》《花好月圆》《花谣》。

解除疲劳类:《假日的沙滩》《矫健的步伐》《锦上添花》。

聆听音乐时应选择比较安静的环境，最好能事先了解音乐的创作背景及表达内容，全身心投入，在聆听中寻求感受。家属也可陪伴患者一起进行音乐欣赏，听后进行交流，这样还可增进家庭成员亲密关系，增强患者的家庭支持感受。每次音乐治疗时间在 30 ~ 60 分钟为宜，音量不要过大，适当更换曲目，以增加注意力和兴趣，避免疲劳和厌倦情绪。

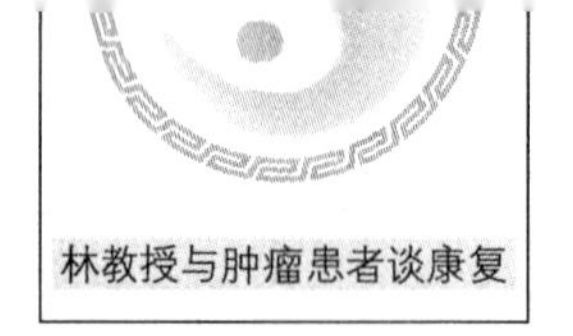

二、歌咏声疗康复法

《乐记》曰："歌，咏其声也……本乎心，然后乐气从之。"中医认为："歌咏可以养性情。"因此，"长歌以舒情也。"肿瘤患者中性情郁闷者居多，通过唱歌以调畅情志，舒怀解郁，有利于患者的养生与康复。同时唱歌讲究"气沉丹田"，要求气息下至小腹，并能保持住，而气功和瑜伽术的前提亦是"气沉丹田""意守丹田"，它们之间的调整方法是十分相似的，而且唱歌时要充分调动全身之躯，运宗气（中医认为"宗气"乃胸中之气）"出于喉咙，以贯心脉"，故可起到康复咽、喉、口、齿、唇、舌的作用。况且唱歌不仅要用力用气，而且发出的优美歌声的本身也可愉悦人心，增进健康，以利于肿瘤的康复和养生。肿瘤患者可以通过参加歌唱团，到公园参加歌唱活动或学习戏剧等方式进行歌咏康复。在此过程中还可以结交新朋友，发展社会交往，从心理学的角度上来讲对康复也是十分有利的。

声疗康复法是通过控制天然或人为声响，促进肿瘤康复的一种养生方法。《类经》曰："凡情志之属，惟心所使。"声响通过"心神"可以调摄精神情志，大自然中那些优美的音响通过"心神"会对癌症患者的康复产生十分有利的影响。如风吹树叶的飒飒声，淙淙的泉水声，山川小溪的潺潺声，下雨的沙沙声，海涛冲岸的拍击声，以及虫鸣、鸟叫、松涛等汇成的天然交响乐可以醉人心脾，使人心旷神怡，胸怀开阔，精神放松，消除疲劳，进而忘却病魔的苦痛，以利于调神养生。将肿瘤患者置身于自然声响环境中养病，或将大自然优美动听的声响录制成磁带放给卧床的患者，亦可"卧听百鸟语帘扰，已是新春不是冬"，"处在"生意盎然的大自然意境之中。

三、文艺养生康复法

鼓琴弹唱、书法绘画、相声戏剧是中国文化之瑰宝，也是养生文化的重要组成部分。在癌症尚未被人类全面征服的今天，相当一部分患者片面认为患了癌症就等于变相被"判了死刑"。其中部分癌症患者未病死而先被愁死、吓死了。因此，针对这种思想状态，为了改善癌症患者的生活环境，消除癌症患者思想上的诸多不良情绪和精神负担，开展文艺疗法，比如练练书法，学点绘画，听听曲艺相声，看看滑稽戏剧，搞点集邮，鼓琴弹唱等等，对于正在康复中的癌症患者来说，这既是一种精神寄托，又是一种锻炼身心和陶冶性情的良好活动。

不少患癌患者，由于长期病魔缠身，常常意志消沉，心情郁闷，忧愁寡欢，悲观失望，少言懒语，甚至度日如年，饮食减少，体质日趋衰弱，往往难以自拔，此时如能练点书法绘画将是十分有益的。学习书法绘画既可以赏心悦目，怡情养性，又可陶冶情操，丰富想象力；既美化了精神生活，又是一种前人行之有效的养身之道。大书法家王羲之《题卫夫人笔陈图后》指出："夫欲书，先干研墨，凝神静思，预想字形。"《唐太宗论笔法》也说："欲书之时，当收视反听，绝虑凝神，公正气和。"书法家欧阳询也认为，练字时要"莹神静虑，端己正容，秉笔思生，临池志逸。"《王羲之书法》也谈到："凡书之时，贵乎沉静，令意在笔先，笔居心后，未作之始，结思成矣。"清末康有为一再强调书法时，一定要运气，使力达指腕。苏东坡曾写道："当其下手风雨快，笔所未到气已吞。"具体来说，肿瘤患者临帖讲究端坐凝神，专心致志，大脑高度集中，心无杂念，把一切喜怒哀乐统统抛在脑后，使精神处于相对纯、静的状态之中，以便尽量冲淡因患癌症而引起的精神紧张和负担，减轻癌病出现的各种病痛；同时写字执笔时要做到头正、肩松、身直、臂张、足平、作跨马势，运笔时心、眼、手协调一致，心与意合，意与气合，气与力合，一身之力由腰而肩、到肘、腕再到掌指，然后才运行于笔端，这样一来，全身的气血都在运行，加之精神集中，胸无杂念，心平气和，就会自然感到身心轻松，这与"太极拳""气功"有异曲同工之妙。太极拳讲究"静中求动，形神合一"，主张"似刚非刚，似柔非柔，刚柔相济。"而一幅传神的书法作品往往亦会给人以"刚中有柔，柔中带刚，静中有动，动中藏静"的感觉。气功强调"动中求静，静中求动，动静结合"，入静要"心静体松，以意引气，意守丹田"，以达到"虚无、忘我"的最佳状态；书法亦要求"静中求动，刚柔相济，快慢相随"，目不旁视，意守入静，使神经系统的兴奋与抑制相对平衡，四肢关节得到锻炼，内脏器官功能得到调整，从而增强自身免疫力，以利于肿瘤的康复。正如百岁书法家孙墨佛老先生所说:“练字不光是练书法艺术，还能练气功，既是脑力劳动，锻炼人的思维能力，还是一项全身运动。”上海书法家郭绍虞体会颇深，他说:“练字乃养生之妙方，能收摄身心，运动气血。”

绘画艺术对肿瘤患者的康复作用与练书法的道理一样，绘画首先强调到大自然中去观察各种事物，在观察中不仅可以尽情享受大自然的美，而且可以开阔眼界，振奋精神。同时绘画也是一种特殊的静功。当年齐白石老人为了提高绘画艺术曾行万里路，走遍祖国的高山名川，将祖国锦绣河山尽收眼底。每当作画时他都要全神贯注，排除与作画无关的各种杂念，因此他的画都活灵活现，入神入画。绘画中还蕴含着无限的乐趣。我国现代著名画家黄永玉对绘画之乐体验甚深，他说:“快乐时，有某种美感时，就作画。”何之鼎在《芥子园画谱》序中对绘画之乐描绘得更为生动:“当其下笔时，天趣盎然，灵机鼓荡，所谓满腔子皆生气也。”至于绘画与康复治病的关系，吴昌硕先生则深有见解，他说:“予素不知画，衰病，多睡虑伤脾，时以作篆之笔，横直抹，丑态毕露，人谓似孟皋、似白阳、似清湘僧，予姑应之曰:特健药而已，奚画为?”可见绘画对于身心康复确有一定功效，因此肿瘤患者学点绘画是不无益处的。在为患者做康复治疗时，也可组织患者开展绘画活动，患者可以凭想象、喜好随意作画，表达情感和内在需求。

琴、棋、书、画是我国传统文化艺术中的四种雅事，而琴又居首位，足见人们对它的重视。鼓琴不仅是一种文化娱乐，而且很早就被应用于康复和疗疾。我国东汉时的大哲学家恒谭在《新论》里曾讲述了一个故事:汉文帝时，有位乐工叫窦公，双目失明，活到一百八十岁还很健壮，文帝听说后急忙召见，询以长生不老术，窦公的回答十分简单:“年十三失明，父母哀之教使鼓琴，日讲习以为常事，臣不能道引，无所服饵也。”宋代文学家欧阳修的忧郁症也是通过学琴而治愈的。他曾深有体会的写道:“吾尝有幽忧之疾，而闲居不能活也，既而学琴于孙友道滋，受宫音数引，久而乐之，不知疾之在体也。”后来，他的朋友杨置，由于屡试不中，情绪抑郁不安。欧阳修送他一张琴，还写了一篇《送杨置序》。在序中他告诉杨置要以琴寄怀，排遣愁绪，使身体康复。他说："欲平其心以养其疾，于琴将有得焉。""听之以耳，应之以手，取其和者，道其湮郁，写其忧思，感人之际，亦有至者。"以上事例说明古人重视鼓琴在疗疾养生中的重要作用。对于癌症患者来说，通过鼓琴，耳听手应，不仅可以全身运动通经活络，而且转移了注意力，舒畅了郁闷的情志，可以使心情愉快，以利康复。

通过以上例证和论述，可见书法、绘画、鼓琴不仅是一种有趣的艺术和娱乐活动，而且也是康复医学所需要的，对于身心健康有百益而无一害，因此建议广大癌症患者不妨学一学、试一试，以便身临其境，乐在其中。此外有条件的肿瘤医院或康复中心亦可组织患者观看生动活泼、能够逗人舒情开心、集艺术和喜乐于一体的各种文艺节目，如曲艺相声、滑稽戏剧，以调节肿瘤患者的精神情志，协调心灵，通过"耳目心识"促进心身康复。

四、文体养生康复法

弈棋、玩纸牌、放风筝、养鸟、种花、钓鱼是利用文化体育活动对肿瘤患者进行养生康复治疗的一种行之有效的方法，其特征可以说既有文化娱乐色彩，又具有体育娱乐活动的双重康复法。该疗法体脑并用，既能健身，又能益智，既可流通血脉，又能移情易性。通过文体活动以调形养神，帮助肿瘤患者身心早日康复。

琴棋书画，棋列第二，弈棋自古即是人生一大乐趣，是我国富有民族特色的文化娱乐活动之一。元代大儒虞集曾把围棋描绘得出神入化，他说围棋"有天地方圆之象，有阴阳动静之理，有星辰分布之序，有风雷变化之机，有春秋生杀之权，有山河表里之势，世道之升降，人事之盛衰，莫不寓是，惟达者能守之以仁，行之以火，施之以理，明之以智"。充分论证了围棋的深刻道理和作用，同时认为弈棋也是"养性乐道之具也"。《精馔》曾针对手足力差者，常安排与人对弈一局，"纵不能劳力以疏通之，亦必须劳心以运动之"。《棋品序》说：下围棋"体希微之趣，含奇正之情"，可与"和乐等妙，上艺齐之"。可见下围棋不仅能给人以高雅的艺术享受，通过兴味浓郁的情趣，使忧思烦恼得以消除，而且能缓和紧张，消除疲劳，有益于心身健康。

下象棋在我国则更为普及，老幼妇孺皆可对弈，下象棋亦如围棋一样能使人“康宁无疾”，乐而忘忧。《古今笑史》曾载过一故事，记述患者李讷“往往躁怒作，家人辈则密以弈具陈前，讷一睹，便忻然改容，取子布算，都忘其恚矣”。说明下棋可使人精神集中，消除怒气。下棋时意守棋局，排除杂念，精诚专一，既可内愉心志，又可外修身形。下棋犹如上战场，不仅是紧张激烈的智力竞赛，而且也是利于身心健康趣味性很强的一项运动。癌症是治疗难度较大的慢性顽疾，特别那些中晚期患者背负沉重的精神压力，身体也相对比较虚弱，不能进行激烈的体育活动，常需要安心静养，以利于身体康复。走棋对弈，情趣高雅，可以气平心静，谋定而动，性情从中得到陶冶，使患者感到精神生活充实而丰富多彩，在谈笑中得胜负，在横车跃马之中消除沉闷和孤寂，使患者充满活力，对患者的身心健康有莫大裨益。

钓鱼在我国有悠久的历史，辅佐周文王夺取天下的姜子牙曾垂钓于渭北之滨，东汉的严子陵隐居垂钓于富春江畔，三国的诸葛亮为转移心情而垂钓，可见垂钓作为一种娱乐活动颇受人们的青睐和喜爱。对于身患重疾的肿瘤患者来说，垂钓有益于身心康复。肿瘤患者因病魔缠身，思虑重重，血脉流通不畅，久思伤脾，郁久可化火生痰。明代医家李时珍就指出：垂钓能解除“心脾燥热”。钓鱼就要走路，漫步野外湖边，在依山傍水的湖光山色间，清澈见底的潺潺流水旁，能听到鸟语蝉鸣，能看到柳暗花明，既可尽情享受大自然所赐予的秀美景色，又能呼吸清新的空气，使人心旷神怡，振奋精神。正如诗人储光羲在诗中所写：“垂钓绿春湾，春深杏花乱，潭清疑水浅，荷动知鱼散。”另外垂钓和气功一样要静守，心无杂念，内无思虑之患，外无形疲之忧，忘却肿瘤病痛之苦。《列子·汤问》说：“临河持竿，心无杂虑，唯鱼之念；投纶沉钓，手无轻重，物莫能乱。”可以说垂钓是另一种形式的气功锻炼。它可以使人既心情调畅，又动静结合，对于肿瘤患者的身心康复能起到手术、放化疗所起不到的作用。

风筝疗法也是肿瘤康复中行之有效的方法之一。中医学认为，放风筝可“迎天顺气，拉线凝神，随风送病，百病皆去”。宋代《续博物志》认为放风筝“张口而视，可以泄热”。清《燕京岁时记》认为放风筝“牵一线而动全身”。肿瘤患者在风筝运动中身处旷野，随风筝飘移而运动身体，可以迎天顺气，拉线凝神，外乐目神，内娱心志，尤其呼吸系统肿瘤患者通过放风筝可以增加肺活量，锻炼呼吸功能，加快吐故纳新的速度。同时在放风筝中可以愉情志、开阔视野，乐而忘忧，故能“随风送病”，而达到“祛百病”的目的。近代我国著名的风筝艺术家魏之泰十分推崇“五福捧寿”的风筝疗病法，其操作要点是：放中相牵，一线相连；风筝未放时如马卧槽，放起来如同进了赛马场，顿时精神抖擞，耳立蹄开，把风筝线视为马之“缰绳”，紧拉快倒，如同驯马动作；然后望天入静，随风筝在空中的飘浮而稳步运动。体能较好的肿瘤患者若感兴趣，能按“五福捧寿”风筝运动法练习并持之以恒，有益于增强体质，改善症状。

舞蹈与诗歌、音乐结合是我国最早的文艺形式，舞蹈作为一种文体疗法在我国历史悠久。中医历来重视舞蹈疗疾治病，金元四大家之一的张子和在《儒门事亲》中曾“活人之忧而心痛者”，配合“杂舞治之”。《吕氏春秋·古乐篇》说：“筋骨缩瑟不达，故作舞以宣导之。”中华养生舞蹈的特点是将导引运动与舞姿相结合，形成独特的养生舞蹈。“导气令和”以调协人体阴阳，“引体令柔”以锻炼肢体屈伸功能。如春秋战国时期的名医华佗仿虎、鹿、熊、猿、鸟五种禽兽的动作创造的“五禽戏”，就是以导引舞蹈法养生治病的典范。华佗因常年坚持作“五禽戏”，所以“年且百岁而犹有壮容”。舞蹈养生机制主要用舞曲节奏和舞蹈动作节奏来协调人体的生理节奏。现代研究证实，凡每分钟在60拍以上的节奏，可令人兴奋，促进生理、生化的进程；节奏舒缓者，可消除紧张和疲劳，以改善身心健康。对于中晚期肿瘤患者或住院、卧床的患者体力较弱，无法舞蹈以养生，可有组织地观赏一些电视舞蹈，以达“知音悦耳，治姿娱心”的目的。

除此以外，肿瘤患者还可以和家人一起玩玩纸牌，养养花鸟，有精力者不妨外出旅游，看一看祖国的名山大川，名胜古迹。

总之，适度的文化娱乐活动可使广大肿瘤患者调形、养神、怡乐心情，有益于身心早日康复。

植物精华纯天然，芳香疗法助康复

芳香疗法是一种整体治疗法，是一门使用植物油治疗疾病的艺术科学。虽然“aromatherapy”（芳香疗法）这个英文字在20世纪才出现，但是芳香疗法依循的原理本身却有非常久远的历史。芳香疗法的前身——药草疗法，可以说是人类历史上最古老的治病方法。在蒸馏萃取精油的技术出现前，数千年来，人们一直将这些会产生精油的香料植物当作重要的药材，如中医临床治疗中用来活血化瘀定痛的乳香、没药，曾经是古代制作贵重香膏的原料。随着时代的演变，芳香疗法与医学尤其是康复医学的交叉领域逐渐增多，涉及躯体症状、精神心理等治疗领域，还对环境调节起一定影响。肿瘤患者了解一些芳疗的知识，通过点熏、蒸浴、按摩、冥想等方法，可以促进康复，增加生活情趣，提高生活质量。

一、芳香疗法的起源

芳香疗法可追溯到各主要古文明国度，如中国、希腊、阿拉伯、印度、埃及、希伯来等古时期。早在公元前5000年，中国黄帝时期，神农尝百草就记载了精油、芳香药草的用法和功效。最完整记载精油的书籍是中国的《本草纲目》以及印度梵语中的《药典》，都详细记载了精油的属性、功效及调配，显示许多芳香药草都有避秽、化湿、驱虫、醒神和开窍的作用。在西方，圣经中也有使用植物来治病及达到宗教目的的记述。真正将精油广泛使用的是埃及人与希腊人，他们用压榨法和脂吸法取得精油，并大量使用乳香和没药，用于防腐、杀菌、沐浴等用途。埃及人更将植物精油的艺术发扬光大，广泛运用在医学和美容方面，而最广为人知的，即是利用植物精油杀菌、防腐的特性来保存木乃伊的尸体。希腊人承袭了埃及人的精油知识与技巧，且进一步运用于医疗上。医学之父苏格拉底的著作中提到许多药用植物，包括大量的天然麻醉剂如鸦片、颠茄和曼陀罗花等。后来因为战争，使得精油失传数世纪。在欧洲中世纪瘟疫和霍乱传染盛行的时代，人们发现，香水制造师因为整日与植物精油为伍，患病几率较一般人低得多。在黑死病蔓延的时期，街上燃烧乳香灯火，家中点燃精油制成的蜡烛，即可阻遏黑死病的扩散。16 世纪初，精油开始被大量运用，文献记载当时用于防御传染病、疾病、除臭、制作香水、沐浴等，当时精油种类并不多，只有玫瑰、雪松（香柏）、鼠尾草、安息香、肉桂等 10 余种。

1928 年，法国化学家雷尼·摩里斯·盖特霍在科学论文中提出“芳香疗法”一词，并于 1937 年出版《芳香疗法》一书，后来他被称为芳香疗法之父。在一次实验室爆炸的意外中，他的双手受到严重灼伤，他随即将手放入桌旁的一桶薰衣草油中浸泡，疼痛很快缓解，最后皮肤毫发无伤。薰衣草油的神奇功效使他从此对精油的医药用途产生了浓厚兴趣。他通过实验证实了植物精油在科学上的立论根据，即“植物精油因其极佳的渗透性，能达到肌肤的深层组织，进而被细小的脉管所吸收，最后经由血液循环，到达被治疗的器官”。《芳香疗法》一书除了记载精油用于化妆品，可使皮肤更加细致、光滑，还记载了精油可用于按摩并藉由淋巴系统、血液将精油运送到全身在体内产生化学变化，治疗各种疾病。法国一位叫尚·瓦涅的医师在任职军医期间，运用精油治疗士兵严重烧伤和其他创伤，使用诸如百里香、丁香、洋甘菊、柠檬的精油作为天然消毒剂及杀菌剂，用于熏病房、消毒外科与牙科专用的器具。随后，他利用精油和其他植物药材，治疗精神病院的患者，获得了极大成功。芳香疗法被他大力推广到医疗用途上。他也出了一本芳香疗法著作——《芳香疗法之临床应用》，该书后来成为正统芳香疗法的“圣经”。

至今，包括法国、伊朗、澳洲、美国、南非、德国、瑞士等国，早已开启医学的芳香疗法临床试验，并取得成效。从基础的“芳香分子导入”“芳香按摩”“芳香与心智身体的互动”，到“怀孕、生产妇女的照护”“压力处理”“重症”“年长者的护理”“临终关怀”等，“芳香疗法”不再只是好闻单纯的芳香味道而已，藉由混合纯植物精油的特性，运用熏蒸吸入、沐浴、按摩等方式，深入人体，激发引动机体调节功能，提升人体自愈力，加强镇静及再生能力，以达预防及治疗的功效。事实上芳香疗法可刺激体内的免疫系统，增强抵抗力。近年，英国政府将芳香疗法视为一门正式学科，芳香疗法治疗师的训练标准非常严格，医院中使用芳香疗法的机会也越来越多。当今

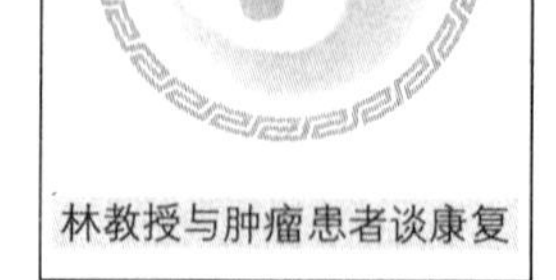

在我国台湾很多地方，如肿瘤病房和许多宁养院里，芳香疗法已经开始辅助临床医生开展治疗工作，在改善食欲、睡眠、缓解咳嗽、疼痛、压力，调节情绪等方面发挥着作用。

二、精油、纯露小常识

（一）精油

是利用化学上“纯化”的方法从天然植物的花、叶、种子、树皮、树根等当中萃取出来的挥发性芳香物质及植物精华。精油是真正的纯天然物质，没有一般化妆品中常见的人工香料、色素、防腐剂等；且疗效较集中，效用约为植物原形的70倍。依据植物性质的不同，其萃取精油的部位也不有所不同。常见的几种精油，像是玫瑰、天竺葵是萃取花朵的部分；桉（尤加利）、茶树是萃取叶子的部分；檀香是萃取木心的部分；柠檬是萃取果皮的部分。除了单一部分可萃取出精油之外，有些植物可以在好几个部位上萃取出精油，例如薰衣草就可从花和叶子当中萃取出精油。每一种植物可以萃取出精油的量也不尽相同，使用等重原料来萃取，玫瑰可萃取出来的精油是最少的，而薰衣草萃取出来的分量却是玫瑰的好几倍，这也是精油售价差异的主要原因之一。

植物精油具有亲油性、高渗透性、高挥发性、抗水性的物理性质。不同挥发质的精油用途和作用不同，如高度精质精油有高刺激作用及提神作用，渗透性也最强，疗效最佳，但是香味持续性最差，如尤加利、鼠尾草、紫苏、柑橘属植物。中度精质精油用于促进新陈代谢改变消化系统，调节生理功能、改善痛经，如薄荷、薰衣草、迷迭香、天竺葵等。低度精质精油用于安抚神经、镇静、使情绪平和，调节自律神经、交感神经，如茉莉、檀香、玫瑰等。几乎所有的精油都具有促进细胞再生和杀菌、镇定的共性，只是作用强度不同。

精油按组成大体可分为单方精油和复方精油两种。单方精油指单一配方，植物精油纯度100%，虽可单独使用，但用量不多，与基础油调和，一般不能超过5滴，身体用一般不能超过10滴。复方精油是用数种单方精油配制而成，通常由芳疗研究室或专业精油调配师调制，可使复方精油产生相加或相乘的作用，但如果未经指导随意调配，可能使其相减、冲突，产生无作用精油，虽不会中毒，但也因无任何作用白白浪费。这点有些类似于中药的七情如“相须”“相使”（使药物产生协同作用而提高疗效）“相反”（产生毒副作用）“相杀”（抵消药效）等作用。没有一定的中医学、中药学和方剂学知识，很难配伍奏效的处方。同样，与中药的作用特性类似，植物不同部位的提取物倾向于作用于人体的不同部位，如花的提取物多作用于神经系统和头部；茎部提取物常用于筋骨系统、四肢；叶类的提取物多用于呼吸及循环循环系统，如调节心、肺功能等；果实提取物较多用于生殖系统和内分泌系统；根系提取物用于消化系统，如调节胃肠功能，改善食欲、腹胀、腹泻或便秘等。

精油可迅速透过鼻腔黏膜、毛细孔、毛囊、微血管到达淋巴系统、血管，然后到达体内各器官，其渗透性极好。有研究显示精油若由毛细孔进入皮肤，平均 3 ~ 5 分钟可达真皮，5 ~ 10 分钟可达皮下组织，10 ~ 20 分钟进入血管淋巴系统。4 ~ 12 小时内随着血液循行人体一周，再经由呼吸、排汗、泌尿等途径完全排出体外，它们通过自然植物生命活力的形式，唤醒人体皮肤、器官、组织、细胞的知觉。在精神方面，精油的气体分子通过人的嗅觉作用于大脑边缘系统，从而影响人的情绪及心理。在生理方面，精油能够完全排出体外，不会有累积，不会增加肝肾的毒性，可以长期使用。

（二）纯露（也称为花水）

纯露是植物蒸馏出精油时收集到的副产品，呈水样液体，有着微妙的特性和植物的芳香。纯露中除了含有微量精油之外，还含有许多植物体内的水溶性物质，可以作为纯精油制品的不可或缺补充产品，可以外用也可以口服。纯露具有非常好的医疗价值，例如香蜂草或洋甘菊纯露可治疗湿疹，矢车菊纯露很适合作为眼睛冲洗液来治疗眼睛疲劳和轻微的眼睛感染。和精油相比，纯露显得温和得多，因此对于孩子、老人、高度敏感人群或体虚易生病人群，是理想选择。

精油和纯露的养生作用包括：

（1）调节免疫，改善新陈代谢。

（2）心理治疗，缓解压力。

（3）增进食欲、改善消化系统功能。

（4）改善呼吸道系统疾病症状。

（5）治疗失眠症，帮助入睡。

（6）养颜美容。

（7）净化空气，改善环境等。

已有的研究和实践显示，植物精油和纯露对于下列疾病具有舒缓或者减轻症状的功效：

（1）精神系统疾病：如焦虑、抑郁、失眠、苦恼、悲伤等。

（2）神经系统疾病：如疼痛、麻木等。

（3）泌尿系统疾病：如膀胱炎、肾盂肾炎等。

（4）免疫系统疾病：如艾滋病等。

（5）眼、耳、鼻、喉、口腔、牙齿疾病，如鼻炎、口腔黏膜炎、齿龈炎、溃疡、念珠菌感染、咽炎、眼结膜炎等。

（6）呼吸系统疾病：如咳嗽、肺炎、支气管炎、气喘等。

（7）循环系统疾病：如心悸、胸闷、高血压、低血压等。

（8）消化系统疾病：如消化不良、食欲不振、神经性厌食、腹胀、便秘、腹泻、呕吐等。

（9）妇产科疾病：如盆腔炎、痛经、孕期调理、产后恢复等。

（10）皮肤、肌肉、骨骼疾病：如皮炎、痤疮、干皮症、脂溢性皮炎、肌肉痉挛、疣、湿疹等。

肿瘤患者由于疾病本身及各种治疗手段带来的情绪失调、咳嗽、失眠、肢体麻木、水肿、疼痛、食欲不振、口腔溃疡、真菌感染、皮炎、皮疹等症状，可运用芳香疗法进行辅助治疗。芳香治疗所能做到的，就是在患者选定合适的治疗方法之后，给患者提供精神慰藉、支持，以及增强患者的求生意志，缓解症状。

三、肿瘤康复的芳疗养生

其实，天然植物精油以其在保健、护理方面的诸多独特疗效已经得到专家认可，在欧洲，尤其是英国，不仅开设正规的芳香疗法学校，芳疗师也通常需要医护专业背景才被允许从业。在我国台湾，芳香疗法在妇科、儿科、慢性病、临终关怀、宁养院等领域已广泛开展与医疗的合作。芳香疗法和药草一样，都运用植物的治疗力量及其杀菌、再生、镇静等特殊功效，通常配合下列方式使用：

（1）蒸熏吸入法：此法主要使呼吸顺畅、可以镇静、安神。

（2）沐浴法：此法主要用于缓解肌肉疼痛、排毒、治疗初期感冒等。

（3）漱口法：用于牙痛、口腔溃疡、咽喉感染等。

（4）按摩法：此法根据淋巴循环或经络等理论，可用于关节疼痛、痛风、肝功能失调、心悸、抽筋、腹痛、妇科疾病、静脉曲张、水肿、高血压、低血压、便秘、头痛、失眠等，但不适合用于恶性淋巴瘤患者，其他肿瘤病人在按摩时需注意避开肿瘤病灶部位。

具体操作方法介绍如下：

1. 吸入法

准备好半盆热水，滴入 8 ～ 10 滴已选好的 100% 纯精油，用一条毛巾将头部覆盖，闭上眼睛，深呼吸数次，吸入从热蒸汽释放出来的香薰精华，维持 5 ～ 10 分钟，然后用清水洗脸，将皮肤表面的残余洗净，15 分钟后再用润肤乳。

适应证：呼吸系统方面的问题：感冒、咳嗽、过敏性鼻炎等。有助于呼吸顺畅、预防感冒、改善上呼吸道症状。

注意事项：①吸入法进行时，要闭上眼睛，以免水蒸气进入双眼；②面部微丝血管呈现者及严重过敏性皮肤忌用高温吸入法；③患有哮喘病者忌用吸入法，因为蒸汽可能刺激敏感气道引起哮喘。

2. 熏香法

将蒸馏水或纯净水倒入熏香容器约八分满，再滴入调配好的精油数滴（根据房间大小，可 3 ～ 5 滴），然后点上蜡烛或接通电源。透过加热，精油的芳香分子会慢慢散发出来。

适应证：缓解疲劳、压力、失眠、紧张等，还可用于净化空气。通过熏香可以达到调节情绪、改善睡眠的作用。肿瘤患者可以在熏香时配合前面提

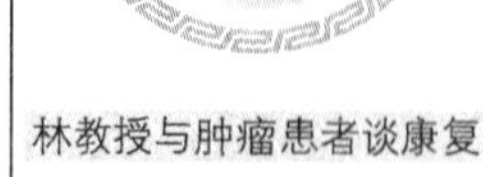

到的音乐疗法，更好地改善情绪，放松心情。如在香薰和音乐治疗的同时，进行冥想（如想象自己躺卧在芳草环绕的美丽大自然中，或想象温暖的阳光普照在身上，疾病全然而愈等），则更加有利于恢复积极心态。

3. 按摩法

可使用复方按摩精油。涂抹时，不要将油直接滴于皮肤上。须将油置于手掌心搓揉后，使按摩油的温度与人体的温度相近，再均匀涂抹在肌肤上。如使用单方纯精油则需先用基础油稀释后使用，方法同上。

适应证：促进血液和淋巴循环，加强代谢，放松紧张的肌肉、舒缓情绪、消除疲劳等。可用于肢体水肿、肌肉酸痛、关节疼痛、腹痛、腹泻、便秘、失眠等。

4. 敷压法

将 8 ～ 10 滴精油滴入半盆温水中（水温按个人需要），搅匀之后，将一条毛巾浸在水中，然后拧半干，敷在肌肤（伤患处）上同时轻轻按压，使含精油的水分逐渐渗透进皮肤里，重复 5 次以上。

适应证：冷敷可用于新伤痕、扭伤、擦伤、红肿、烫伤、头痛、局部炎症等。热敷则有舒缓作用，用于陈旧伤痕、陈旧肌肉酸痛、牙痛、痉挛、膀胱炎，不同性质的病症所用的敷压精油皆不同。

5. 涂抹法

如薰衣草、茶树、洋甘菊等，可局部直接搽于患处。

适应证：痛风、疲劳、肌肉酸痛、关节炎、皮肤炎症等疾患。

6. 浴疗法

加入适量纯精油或复方水疗浴油于 38℃温水中，可用于全身泡浴或局部肢体泡浴，每次最好 10 ～ 25 分钟。如周身浸浴，无需使用清洁用品，浸泡约 15 分钟，至水开始趋凉为止。足浴时将双足浸泡在含有 5 ～ 8 滴精油的温水中加以轻柔的按摩即可。

适应证：改善血液循环，缓解疲劳。可针对不同病症，选用不同的精油。

7. 精油的其他使用方法

精油还可调入面膜、面霜、润肤霜、洗发水、洗手液等在日常生活中使用，最好在专业芳疗师的指导下应用。

常用精油功能属性

功效	适用精油品名
帮助睡眠	薰加柑、薰衣草
改善呼吸道炎症	尤加利、飞香茅、西洋杉、百加迷、薄荷
止咳	丝柏、檀香、百加迷
舒缓偏头痛	薰衣草、百加迷、香茅、薄荷、尤加利
驱虫	丁香、香茅
降血压	薰衣草
升血压	百加迷
舒解鼻过敏	香茅、尤加利、薄荷、薰衣草
缓解心悸	薰衣草、丝柏、百加迷
舒解压力	薰衣草、百加迷、佛手柑、檀香、玫瑰
增加抵抗力	百加迷、丁香
促进排毒	薄荷、薰衣草
助消化、除胀气	佛手柑、百加迷、薄荷、丁香
缓解焦虑	薄荷、佛手柑、忍冬花

林教授指点护理康复有捷径

癌症护理真重要，亲属参与是灵丹

（一）谈谈患者与医生共同参与护理的必要性

谈起癌症患者的护理，有不少的患者和家属往往意识不到护理的重要性，还有的认为护理应该由肿瘤专科医生和护士来完成，和家属无关。也有一些人，已经认识到护理对于患者的治疗和康复很重要，但由于缺少正确的指导，在日常护理中往往无所适从或不得要领，搞不好还会给日常护理帮倒忙。

癌症患者作为一个特殊的群体，除了身体所遭受病痛折磨之外，在心理上还遭受了死亡的威胁，他们在生活无望的情况下，不仅需要在医疗方面的精心护理，更需要在感情上的关心、爱护和精神上的鼓励、支持。这就要求护理人员在掌握医学护理知识的同时，还要懂得伦理学、心理学、社会学，要根据不同类型的患者采用相应方法解决他们的实际问题，做好他们的身心护理。在病症期要根据病情变化进行护理，要注意发现临床危象的前期症状，并及时报告医生进行处理。在康复期要针对可能发生的后遗症和患者存在的顾虑和负担，依其不同家庭情况和心理状态给予耐心的解释和帮助、劝说和鼓励，特别是要唤起他们战胜病残的信心。

肿瘤患者在治病阶段，不但要依靠专门训练的护士进行护理，更多的休养时间是依靠自己的亲属。肿瘤患者病程长，病情重，思想负担更重，因此要想护理好这部分患者，对于大部分没有学过医学护理的亲友来说是一个极为艰巨的工作。作为亲友不但要克服本身的伤感，还需要鼓励患者的情绪；不但要做生活上的护理，还要学习一些医学知识。这些人最了解患者的想法，最理解患者的心理，最易得到患者的信任，只要能使患者有一个愉快的精神状态，加之细微负责的工作精神，就可使患者得到合理的医治和休养，可以大大地提高患者的生存质量、减轻病痛的折磨。需要提醒的是，个别家属和亲友本身的医学知识很少，为了想让患者彻底摆脱“肿瘤”，每日忙于奔走，希望寻找一种灵丹妙药而贻误了病情。其实关心患者的亲友应该相信医生科学的治疗，应在积极配合医生治疗的同时，把关心的重点转到护理工作上来，以护理促进治疗的效果，以护理促进患者的康复。

如果患者的亲友能掌握一些护理的基础知识，正确地运用这些知识，能够根据患者的不同病程和病种制订康复程序，为患者提供清洁舒适的环境、愉快温馨的家庭及周围的气氛、合理的饮食营养，患者便可以从这样的护理中得到理解和安慰，感到温暖、有依靠，从而增添战胜疾病的信心，有助于身心的康复。

（二）了解一些日常生活中的护理保健

1. 良好的居住环境有益康复

对于现代人来讲，居住环境对人健康的重要性是不言而喻的。城市中的居民喜欢去公园，喜欢郊游，喜欢去绿色成林的地方休息和漫步，因为那里有安静的环境，有新鲜的空气，有美丽的自然风光。在那里可以消除疲劳，恢复体力，可以使人精神焕发，并能陶冶情操。可见优美的环境有益于人们的身心健康。

一个良好的居住环境是患者治疗与休养的必备条件。应该根据患者不同的治疗时期选择不同的环境，尽可能让他们有一个舒适、安静、益于疗养的地方。除去医院以外，什么样的环境最适于患者呢？目前的家庭情况因条件不同与病房存在一定差异，但应根据家庭的实际情况和环境尽可能地最合理的安排，尤其对于肿瘤患者，适宜的居住环境是其必备条件之一。

居室的选择最好是朝阳的，晨起的明媚阳光最能振奋精神，使肌肤和暖，气血刚强，给人带来活力。阳光透过玻璃窗时，紫外线仍有较强的杀菌能力，当然开窗后效果更佳。屋室内应有适当的通风条件，不断更换新鲜空气，因为肿瘤患者由于代谢功能异常，病室内空气一般较污浊，特别是晚期患者的体气与排泄物使室内病菌增多，含氧量减少，增加了呼吸道感染的机会，因此每天应有几次置换室内空气，特别是早晨的空气可使人感到清新、舒适，刺激人体皮肤的血循环，但要避免通风时风直接吹向患者。室内绝对禁止吸烟，吸烟可使室内空气污浊。室温一般要保持在15℃ ~ 28℃为宜，应相对恒定，不要温差太大。湿度为30% ~ 50%。肿瘤患者免疫功能低下，换季时温度的骤升骤降常可使体虚者病情恶化甚至死亡，故应更慎之。

居室的颜色应以淡色调为主，使患者感到安静、舒适、平和。周围不易有过多的噪音，其他人的活动尽量不要影响患者，以免干扰患者的情绪和休息。如有条件可放适量鲜花，“室雅何须大，花香不在多”，它可以给患者带来生机和活力。室内的家具应尽量简洁，常用物品摆放应方便患者取放。可以放些肿瘤患者日常喜爱的书画及摆设，这样可提高患者的生活情趣和希望。

2. 精神护理有助癌症康复

恶性肿瘤的发病原因中，精神因素往往起着重要作用。

早在《黄帝内经》就已经将七情——喜、怒、忧、思、恐、悲、惊列为重要的致病原因，并从医学角度上首先提出了“调和情志”的治疗原则。有关情感变化对肿瘤患者的影响，前文已有较详细的论述。积极的精神状态能提高患者的生命力，并增加药物疗效，这一理论已被越来越多的事实所证实。每个护理人员都要最大限度给予肿瘤患者精神上的支持和安慰，帮助患者用坚强的信念度过每一刻。

3. 让患者适当了解病情

该不该让癌症患者尽可能早地了解病情呢？常常是一个摆在家属和医生面前的急需要解决的难题。

过去由于医学上对癌症处于束手无策，大多数人对癌症产生了十分恐惧的心理，一听说自己患了癌症，便产生了绝望心理，产生等死的思想，所以家属一般都对患者进行不同程度“隐瞒”，希望患者能不知道自己实际病情，因精神负担少些而多活些时日。

但随着医学科学的不断发展，很多肿瘤已可以治愈，特别是早期诊断率的提高也提高了治愈率，综合治疗的手段延长了存活时间。随着人们知识层次的提高，很多患者通过自身见闻已可分析出自己所患疾病，瞒也不易瞒住，相反一些蒙在鼓里的患者一旦知道自己的病情，思想上反而接受不了，甚至认为隐瞒的原因是不能治疗，因而丧失了生活的勇气和信心。即使到了晚期的患者，由于不了解自己的病情，不能配合治疗的患者也大有人在。

从目前国内外大多数医学、心理学专家的意见来看，多主张患了肿瘤后，亲友应帮助患者早一点面对现实，让患者基本了解自身的病情，当然也不能过重地对患者述说病情，使患者丧失信心。最好不要明确告诉病重患者的生存时间，避免患者知道后造成极大的精神负担，应该鼓励他们面对现实，积极配合治疗。患者一旦知道自身病情，可能会有一段思想情绪低落的过程，但绝大多数患者经过自身的努力和他人的帮助会面对现实，积极配合治疗的。

4. 为患者建立战胜癌魔的信心

精神致癌是古人总结的病因之一，而且为历年来的医学所证实。精神因素可以导致肿瘤患者病情的发展，最近不断有实验报道：情绪上的压力不仅抑制免疫系统，还可导致内分泌系统的失调。所以，患者一旦知道自己患了癌症，亲友的首要任务是帮助他们建立战胜疾病的信心，应该用生活中大量治愈肿瘤患者的实例，用飞速发展的医学、科学技术治疗手段提高的事实和大量因克服心理障碍而从死亡线上挣扎出来的实例鼓励患者提高信心，积极配合治疗。

护理人员在患者面前切不可过分悲伤，不可盲目地去迁就他们，做些过分的照顾，这样反而会使患者因心理创伤的加重而失去信心。护理人员及亲友的每句话对患者来说都是重要的，作为护理人员及亲友，应在充分理解患者思想痛苦的同时，努力给患者提供精神上的支持，鼓励他们正确地对待疾病，积极配合治疗。

应该鼓励患者多参加一些社会活动，特别是以癌症患者为主体的一些民间团体，如抗癌乐园、抗癌协会、癌症基金会、癌症康复协会等，许多癌症患者的现身说法，多听一些其他患者在历尽艰辛和感到绝望之后终于战胜疾病的事迹，能更大地鼓舞自己的斗争意志，能在很大程度上提高求生的意志，增强斗争的力量。

因此，通过医护人员与家人的共同参与，通过耐心的精神护理，使患者相信自己有康复的可能性，使他们面临重新生活的希望，那么护理工作就走出了成功的一步。

（三）了解一些生活中的护理要点

1. 健康的营养饮食调配有助于康复

古代医学很早就把饮食也作为患者康复的治疗手段，《五食经》《崔浩食经》《竺宣食经》《昝般食医心鉴》、陈直《奉亲养老书》均有食疗的方药。通过饮食疗法来补身体本身不足，增加抗病能力，可以使患者更好地达到康复延年之目的。特别是肿瘤患者，大量的放、化疗及手术治疗严重损伤了机体，这些损伤仅靠药物的调补无法奏效，食物的调理尤显重要，具体在食疗一章中已作论述。作为护理人员的工作，是要配合治疗时定量地给予患者饮食上的合理搭配。

（1）饮食定时。当今科学的饮食方法中曾经一再提出“早上要吃好、中午要吃饱、晚上要吃少”，其实我们的祖先早就提出“朝不可虚，暮不可实”，与其是同一个道理。定时进餐可以保证人们规律的生活节律，有益于对食物的消化吸收，并且可以增进食欲。

（2）定量进食。由于肿瘤患者的脾胃功能多差，消化能力薄弱，所以护理人员应注意让他们多进些软食物，易消化的、刺激性小的食物，特别是一些抗肿瘤药物的副作用严重影响了脾胃功能，可以考虑用少食多餐的办法进餐，这样可在无食欲的情况下既保证进餐的数量，也保证了质量。古人对康复中的患者提出“宁少毋多，宁饥毋饱，宁迟毋速，宁热毋冷，宁零毋顿，宁软毋硬，此六者为调理脾胃之要诀”。《饮膳正要》中也提出：“善养性者，先饱而食，食勿令饱；先渴而饮，饮勿令过。食欲数而少，不欲顿而多。盖……饱则伤肺，饱则伤气……”这些提法科学地概括了护理患者饮食有节的重要性。

（3）不宜偏嗜。按中医学理论，食物有四性五味，偏嗜多食可产生很多病症。“五味入于口也，各有所走，各有所病”。所以《黄帝内经》中强调要“谨和五味，骨正筋柔，气血以流，腠理以密”。因此，患者进食只有营养全面才能使机体康健。另外根据五味的不同归经提出“五禁”，即：肝病禁辛、心病禁咸、脾病禁酸、肾病禁甘、肺病禁苦。这其中很多观点已被现代科学所证实。

（4）食药禁忌。食与药既都有“性”，则性能就有协同和相反的区别，有些同用可增加效果，如人们常用的当归炖羊肉、黄芪炖鸡，合用后就增加其补气血之效果。但有些就不宜同用，如铁屑、土茯苓忌茶；白术忌桃、李；荆芥忌鱼蟹；参、芪忌莱菔子，食与食也有相忌，如鲤鱼、鲫鱼忌猪肝，这些护理人员都应注意。

（5）不吃酸渍（不包括糖醋味）、盐腌、霉变、烟熏、色素、香精、烈性酒。

（6）多食天然或野生食物，少用人工复制与精加工的食品。

总之，肿瘤患者的饮食调剂护理的主要立足点在于保护脾胃功能，在此前提下尽量给予能量较高的食物，用食物合理调配促进消化吸收，促进机体的康复。“药补不如食补”，这是显而易见的真理。

2. 学会住院期间观察患者病情，做到心中有数

学会观察病情是对每个护理人员开展癌症护理时最起码的要求。只有了解患者病情的发展和变化，才可能做到心中有数，才可能在病情变化时抓住有利时机进行有效的处置。肿瘤恶性程度高，易于发生其他并发症和转移情况，它变化快、发展迅速是人所皆知的，但如果能通过细致护理、准确的发现病情变化并及时处置，就可能大大提高治疗效果。因此，观察患者病情变化是家庭护理人员的主要工作之一。

如何观察病情？对肿瘤患者来说主要通过以下方法和途径：

（1）了解病情的严重程度：要明确患者到底是得了什么病，属几期。一般肿瘤均分成4期，1、2期患者病情早、疗效好；3、4期患者病情较晚，预后差。还应了解患者可能出现的并发症、合并症和转移部位，这样护理人员一旦发现一些病情变化可以及时作出判断。

（2）了解当前病情的变化：病情好转还是恶化，这一般通过症状判断。

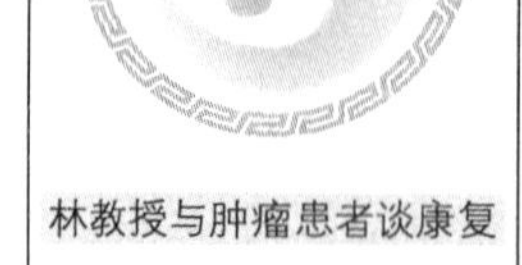

如原有症状减轻说明病情好转，恶化说明病情加重，有新症状的出现也标明病情复杂化。另外，也可通过体征变化了解病情，如出现淋巴结肿大、不明原因的体重下降或低热都是病情恶化的征兆。

（3）观察病情的主要内容和方法

1）体温、脉搏、呼吸、血压：是生命四大体征，每天要有记录，以了解病情的动态变化。如感染和肿瘤组织的坏死会引起发热，脉搏的异常变化可能是心脏疾患或病情危急的表现。呼吸浅而快表示缺氧，血压进行性下降可能会出现休克……总之，综合观察这些指标可以知道病情是否在变化。

2）神志与活动：神志是表达一个人的意识状态，一般人是意识清楚，反应灵敏。肿瘤患者出现了神志上的变化，多有两个可能性，一是出现脑部肿瘤的压迫，在头痛、呕吐、恶心的基础上可有神志上的障碍；二是晚期患者的衰竭情况加重，亦可出现神志上的变化。这些变化出现即可预示昏迷的即将出现。活动多指四肢活动，四肢活动上的障碍一般是神经系统出现问题，如脑部肿瘤、脑血管疾患，也有的是因脊椎腔内的病变产生。

3）排出物：患者排出物的观察也很重要，如大小便、呕吐物、痰液、汗出的情况常能反映疾病变化情况，特别是不同系统疾患，要对不同排出物特别注意。胃肠道肿瘤患者应多注意呕吐物是否有咖啡样，大便是否变黑，以考虑有无出血；肺癌患者要注意痰中是否有血等；放化疗期间要注意呕吐物的多少，这样就知道病情有无恶化的可能。有出血及时止血，呕吐多的及时补液等。这样就可以因为及时的处理而防止大出血等并发症的发生。

4）体征的变化：及时掌握患者阳性体征的变化，也能对病情有所了解。如触摸淋巴结的增大与缩小，用皮尺测量腹水患者的腹围，触摸肝病患者的肝脏变化情况等。通过对阳性体征的了解可知道患者疾病是好转还是恶化。

5）了解患者用药后病情的变化：了解患者用药效果对今后用药有很好的指导作用，故应细心观察。特别是用哪种止痛药好？可以作用多长时间？咳嗽经久不愈者哪些镇咳药效果好？化放疗后肿物变化情况等，通过了解可以给医生提供可靠的信息，以利于今后的用药。

各种疾病，若发现厥逆、昏迷、面色苍白、汗出冷黏、脉微欲绝、舌紫唇干等均是情况危急的表现，需详细记录并急请医生处置。

（四）学一点护理小常识

1. 中药的煎服方法

中医学认为“药以养生，亦以伤生，服食者最易慎之”。传统的中医学把药以四气五味、升降沉浮及不同归经加以区别，并以辨证论治的巧妙组合来达到治病养病效果。历代医家对中药的煎煮都十分重视，不同病期病程及表现的患者用药不同，祛邪与扶正、治表与治里的煎药法也不同，直接影响药物的临床效果。

（1）中药的用具：砂锅最佳，忌用铁器。

（2）煎药的水量：一般水可高出药面 1 寸，第二次可酌减一半水量，每次煎出药约 150 毫升。

（3）煎法与时间：每剂药煎 2 次，解表药与滋补药时间不同。开始用武火（大火），待煮沸后可用文火（小火），煎药中应适当搅拌。

	第一次煮沸后	第二次煮沸后
一般药	30 分钟	25 分钟
解表药	20 分钟	15 分钟
滋补药	60 分钟	50 分钟

服药有困难者可将药煎浓，少量分服。

药物的不同煎法：

先煎药：先煎 10 分钟后再加入其他药。

后下药：药煎好后，投入该药煎 4 ~ 5 分钟。

烊化药：其他药煎汁倒锅内，加上该药加热熔化后服用。

包煎药：用布包好，入锅与其他药同煎。

冲服药：（细粉状）随汤剂冲服。

（4）服药方法：服药时间：服药时间与疗效有关。马王堆出土的帛书上就曾提到“先勿食，旦饮用”，“药先食后”，“饮先食后”，“先食饮之”等，一些方法沿用至今，并已得到证实。中医认为眼、咽疾易饭后用药，病在下宜饭前服，补益药饭前服，发散药宜饭后服，安神、缓泻药宜睡前服，急性病时间不定。

（5）服药次数：每日 1 剂，分 2 次服（两煎）。早、晚饭后半小时。

（6）药物温度：以温服为宜。

总之，煎服药要注意方法。肿瘤患者在服中药时尤其应避食黏腻、腥臭、刺激性强和不易消化的食物，包括烟酒。依中医观点：热病忌辛辣、油腻；寒病忌食生冷；服补血药忌饮茶；有水肿的患者忌食盐。

2. 输液

不论在医院或是在家里，为了进行治疗或维持体内代谢平衡，常需给肿瘤患者输液。陪伴人员及家属都需了解一些看护输液患者的常识。输液过程中应该注意的是滴速，是否符合要求，针头是否脱出、堵塞、移位，输液管是否受压，输液局部是否疼痛、肿胀。

（1）输液的滴数：一般成人输液以 40 ~ 60 滴 / 分为宜，但应根据患者年龄、体质和病情综合考虑。体弱、心肺不好的缓慢为宜；脱水患者补液，或脑压高的患者降颅压药快速滴效果好。

（2）滴数的计算方法

每分钟滴数	滴完 500 毫升（小时）	所需时间（分钟）
15	9	43
20	7	17
30	4	51
40	3	39
50	2	53
60	2	26

（3）输液故障处理

1）液体不滴：①针头滑出血管：局部出现肿胀，需重新穿刺；②针头贴紧血管壁：用手挤压针头旁输液管可见回血，可抬高或放低针栓使之畅通；③压力过低：患者循环不良，可升高输液架；④管路不通：检查输液管是否受压，针头上如有气泡可捏挤或弹拨通气管排除气泡。瓶内液体压力不足，可通气加压。

2）莫非管液面：①过高：影响观察补液速度，捏住上面输液管，打开侧面小孔，空气进入后液面自然下降，液面恢复正常后，再关闭侧面小孔，放开上面输液管。若因下面通路不畅，可仍按上面方法排除故障；②过低：排除针头下段输液管漏液后，捏住下面胶管，挤压上面胶管，使其液面增高。

（4）输液反应

对药物过敏，或输液器具内或药液内有杂质或杂菌都可产生输液反应。

1）发热反应：症状先为寒战，继之高热，严重者有恶心、呕吐、头痛、心悸等反应。处理：首先安慰患者不要紧张，根据严重程度可减慢滴速或停止输液。寒战期保暖，高热者对症降温。

2）心衰、肺水肿：对心功能差或体弱的肿瘤患者，短期进液过快，超过心脏负担，可能产生肺水肿。表现为：咳嗽、气促、胸闷、泡沫痰或血性泡沫痰，肺部有湿啰音。见此情况应立即停止输液，患者取半卧位或端坐位，两肢下垂以减轻心脏负担，同时请医生做急救处理。

3）局部药液外渗：化疗药和少量化学药品外渗，可产生局部组织坏死。一旦发生此情况需立即停止输药，并请医护人员进行局部封闭。

4）静脉炎：一些浓度高的药液可以刺激血管壁产生静脉炎。尤其使用化疗药的肿瘤患者，常常发生这样的情况，表现为沿静脉走向的条索状红线，局部可产生红、肿、热、痛。严重者需抗炎治疗，轻者可局部敷京万红药膏或一些清热凉血消炎散肿的外用中药膏。

3. 吸氧

肿瘤患者中需要吸氧的占很大比例，多为呼吸道肿瘤和晚期癌症患者。吸氧的指征是：任何原因所致的患者出现发绀、心跳增快、呼吸困难等，遇到这类情况及时给予吸氧有助于缓解病情。

（1）氧气的接通方法：家中吸氧多用氧气枕，枕的一角通有橡皮管，管上有流量调节器，橡皮管的另一端接有玻璃管，通湿化瓶（此管要深入湿化瓶水中）。湿化瓶另插一个高出水面的玻璃管，管的另一端接橡皮管插入鼻的鼻导管。鼻导管多采用 10 ～ 14 号消毒导管。

（2）操作程序

1）检查吸氧设备：①氧气枕充氧气时不可充气太满，以免损坏。②湿化瓶的作用是使患者吸入不干燥的气体，内需装 1/2 ～ 1/3 的冷开水。③湿化瓶内两玻璃管不可接错，入水面的接氧气，出水面的通鼻道。

2）用棉签清洁鼻道。

3）先打开氧气的调节阀，选择适合流量后再插鼻导管，以免流量突然很大引起气胸。

4）检查导管通畅后将鼻导管蘸水，自鼻孔轻轻插入，深度为鼻尖至耳垂长度的 2/3，插入后用胶布贴在面部鼻梁上。

5）若停吸氧，先拔去鼻导管再关闭氧气。

6）氧气用到 1/2 时可适当加压，如氧气枕上面压东西或让患者枕在上面，使到剩 1/5 时应更换氧气袋。

7）氧气周围禁止火源，床上不应用电热毯，家用电器需在氧源 1 米以外。

8）过多吸氧会产生氧中毒，一般 24 小时后明显，初为气管刺激感，后为胸疼、咳嗽，多表现症状为恶心，面色苍白，烦躁不安，进行性呼吸困难。

总之，通过了解和掌握了以上一般性的护理常识、方法和注意事项，就可以通过精心的护理使患者得到妥善、及时的治疗。在病情突变或发生意外情况时，减少失误，提高患者的治疗成功率。

（五）掌握一点症状护理的小知识

1. 发热

发热是各种肿瘤常见症状之一。肿瘤患者的发热分两种：一是癌性发热，因肿瘤组织的过分增殖代谢引起，多表现为规律性的持续热或下午及夜间发热，无诱因、血象多正常；二是炎性发热，是由本身机体抵抗力下降易于感染发热，常遇外邪感染而致病，这样的发热温度异常时多伴血象升高。

癌性发热多依靠对肿瘤的治疗来缓解症状。而炎性发热只要积极抗感染、注意休息，机体功能尚好者短时即可痊愈。但身体羸弱者则需慎重的护理与调治，以防病向里，向其他脏腑转变。

（1）护理措施：注意休息与起居。发热阶段，重要的是多休息，居室应温度适中，空气新鲜。汗出多者应及时擦干皮肤，及时更换内衣、裤。食物宜清淡可口，可多食蔬菜、水果。忌煎炸油腻或羊肉等，忌辛辣、厚味、肥甘之品。

（2）热症用药

1）癌性发热：除与医生联系治疗原发病外，体温高于38℃时，可用药物退热，如消炎痛、阿司匹林或注射安痛定等。持续有规律的发热者，可考虑在发热前一至半小时用药。体温不退者可向医生请教，用适量保泰松或激素类药物。

2）炎性及外感发热：抗炎治疗外感的同时，高热可适当用阿司匹林、安痛定等药退热，高于38.5℃时可用25%～50%的酒精或温水擦腋下、腹股沟、腋窝等处。用冷水浸湿的毛巾敷于头部，或用冰块放于橡胶袋内枕于头下以达降温目的。

3）若出汗较多而进食少者可适当输液。

4）出现高热神昏、抽搐等症时，在积极退热同时请医生抢救。

5）可按摩印堂、太阳、风池、曲池、合谷穴。

2. 疼痛

肿瘤患者的疼痛多见于癌性疼痛，一般癌症疼痛发生率为30%，晚期可达80%。它是使患者感到痛苦，又使治疗医生最感到棘手的问题。由于自诉的疼痛在程度上有很大差别，使医生难于区别。故陪伴、护理这类患者是难度较大的工作。它既需要精神上的安排鼓励，又需要药物的合理使用。

（1）止痛药的应用。止痛药的种类很多，多由医生根据病情而定。护理人员应了解各种止痛药的性质及副作用，护理人员应根据自己的药理和护理知识决定给药的时间，药量及治疗处理。止痛药种类繁多，肿瘤患者服药一般由最普遍的止痛片开始，如市售的消炎痛栓、高乌甲素、颅痛定都是较有效的止痛药。随着疼痛的加重，可用曲马多、强痛定类药。晚期剧烈疼痛时再考虑用度冷丁、吗啡一类麻醉药品，后者因长期服用后可成瘾，故应慎用。

在使用止痛药的同时应尽力去除痛因，以求彻底解除症状。急腹症突然出现疼痛时，不要急于止痛，以免掩盖病情。

（2）应用止痛药后，护理人员应密切观察病情，记录止痛药的效果与作用时间，从中寻找最合理的用药。

（3）意识和注意力的转移能使患者暂时忘却疼痛，如轻松愉快的谈话、有趣的电视、播音等节目、小说等都可使患者暂时忘却疼痛。这主要是分散了患者的注意力，振奋了精神。常有就诊患者自述下棋时或看精彩节目时就感到舒服些，从临床观察到患者疼痛多发生在夜间就是这个道理。护理人员不可只依赖药物的作用，更应通过生活上精神上的护理来减少药物的使用，并增加药物的效果。

（4）“癌症晚期的疼痛是难以忍受的”，这几乎是人人皆知的道理，晚期肿瘤患者本身思想上的恐惧感和长期卧床的烦躁情绪更加重了疼痛程度，护理人员一定要对患者的痛苦表示理解，倾听诉说，并要在此基础上鼓励他们，使患者有战胜疼痛的勇气和信心。要用实例去引导他们。古代医学家早就提出了以情胜情的治疗方案和方法，“情志过极、非药可愈，须以情胜”。历代医书中有很多以情胜情治愈疾病的实例。近年来，国外也从抽调癌症疼痛的患者中观察到：患者通过他人的鼓励后，很多患者可以获得止痛或减轻疼痛的效果。

由此看来，患者的环境、情绪、护理人员的耐心安抚、周到的照顾是与用药起同样作用，上述几者的密切配合能达到最好的效果。当然正确应用止痛药也是帮助患者减少痛苦的必要手段，止痛药的应用应由医生指导。

3. 便秘

肿瘤患者的便秘，多因脾气虚弱、津液亏损所致。还有些患者则因肠的传导功能异常而致此病，对不同病因，应采取不同的治疗手段。

（1）对症用药：“六腑以通为顺”，大便不通可引起临床上很多症状，影响患者的正常饮食及生活，宜速解决。

1）脾气虚弱：很多患者因久病而致脾虚，“脾主运化”，脾气虚无力推动，故多临厕努挣乏力，不易排出。此宜多用健脾益气且润燥之药，重用健脾补气之药才能从根本上解决问题。

2）津液亏损：有些肿瘤患者，或因手术，或因放、化疗而伤津耗血，导致大便燥结。此病宜在滋阴、生津、补血的同时，用些润肠外用药物，如开塞露、肥皂水灌肠等。

3）“大肠者，传导之官，变化出焉”，肿瘤患者有极少数人是因为肠部本身的病变或腹腔肿物压迫，使大肠传导功能失常而致便秘，这需要消除造成肠道不通的根本原因。

（2）护理指导

1）指导患者养成定时排便习惯，规律的排便习惯，可使大便届时即下。

2）“逸则气滞，亦令气结，轻者行动即愈”。应劝说患者在身体力行的时候适当运动，以达气血通畅，增加肠胃功能。

3）腹部按摩法：嘱患者平卧，双手抚按脐周，顺时针揉按，每次 1 分钟，稍停后再按，三、五遍即可，按时稍用力，以无不适感为度。

4）用笔杆或筷子等硬物按压穴位：天枢、足三里、中脘，腹喜暖可加艾灸。

（3）饮食调理

1）多喝水，每早一杯温开水和果汁很有益处。

2）番泻叶 3 ～ 6 克，开水泡饮代茶。

3）忌食辣椒、姜、五香调料等辛辣食物。

4）脾虚者可以胡桃、无花果、芋头食之。胡萝卜、甘薯煮粥是益气润肠之佳品。津液亏损可以桑椹、蜂蜜、芝麻、花生食之。

4. 腹泻

大便变稀，次数增多，有时伴有腹部痉挛性疼痛，称为腹泻。肿瘤患者的腹泻多由化疗、下腹部放疗或胃肠道手术所致消化不良引起，另有一些是因腹部肿瘤引起之脾虚泻泄。中医学认为“无湿不成泻”，“诸湿肿满皆属于脾”，故治腹泻尤其是肿瘤患者的长期腹泻，在利湿的同时重在健脾。

（1）护理措施

1）腹泻患者多体质虚弱，因而护理人员需安排患者规律的生活，起居定时，随季节变化及时增减衣物，“宜节嗜欲以养精”，“宜节烦恼以养神”，精神愉快气机流畅，方可保护脾胃正气。

2）肿瘤患者腹泻与痢疾腹泻不同，前者多因机体本身虚弱使胃肠功能紊乱而致病，长期腹泻可造成身体更加虚弱，所以在给适当固涩药外，主要注意给予健脾扶正治疗，如服用补中益气丸等。

3）腹泻者应适当多饮水或盐水，必要时输液。

4）虚寒证者应注意腹部保暖，亦可用暖水袋和艾灸。

5）应认真观察腹泻次数、数量及时间，腹泻重者应记出入量。

（2）饮食调理：饮食以易消化为主，忌油腻，可考虑用藕粉、莲子、芡实、薏苡仁等益脾补肾之品以固涩，因腹泻使体内丢失钾多，故需食高钾食物，如豌豆、马铃薯、玉兰片、菠菜、香菇、紫菜等。

5. 咳喘发作

咳喘之症多见于肺癌患者，多属正虚邪实，中医认为痰、咳、喘表现在肺，根本在脾、肾。肾虚不纳，肺气上逆；脾虚生痰，上于肺窍。故应虚实并举，内外合治，以补虚来治喘，以理气而化痰。

（1）护理措施

1）提醒患者适时增减衣服，避免伤风着凉，饮食冷热适度，室内空气清洁但不可过分干燥。

2）量力而行地进行户外活动，特别是在晨起空气清新之时，可选用太极拳、五禽戏、保健操等适当锻炼，或慢走，边走边做吐纳以增强肺部功能。体虚者可意守丹田、静呼吸，每日练功 3 ～ 4 次，每次 10 ～ 30 分钟。

3）排痰不畅往往增加诸症，因此护理人员应帮助排痰，使气道通畅，每日早、中、晚 3 次有节奏地轻拍后背，使痰尽量的排出，重者每日可用雾化器雾化 1 ～ 2 次，让痰湿化后易于排出。

（2）药物应用：痰多患者应以化痰为主、止咳为辅用药，光靠镇咳不行。目前市场出售的蛇胆川贝液、祛痰灵、鲜竹沥水都有较好的化痰效果，痰黏稠可加适量氯化铵，少痰干咳可用镇咳药，如咳必清、咳平等。可待因一类镇咳药需请示医生后再给患者服用，有痰切忌使用，气喘、气短者应与医生商量给予适量的吸氧。

（3）饮食调理：蔬菜宜多食苋菜、萝卜、鲜藕、黄豆芽；水果宜食梨、广柑、橘子、桃等；肉类宜食瘦猪肉、鸡等。此类患者不易多食糖，可用蜂蜜代之，补养可用银耳、海参、燕窝为膳食。忌食辛辣、忌油腻。

6. 出血

肿瘤患者的出血问题，常使护理人员感到为难，特别家属见到大量出血常不知所措。如果能根据病变所在位置分析出出血部位，就可以采取相应的止血措施。

（1）出血部位

1）咯血：咯血多发生于肺癌患者，10%～15%的患者伴有咳痰带血或咳血痰，多少不等。患者出现咯血先要检口腔、牙床、后鼻道等，排除上述部位出血。一般咯出的血色鲜红，大多先喉头发痒，口中有腥味，继之随痰而出，也有出血严重者可大口咯血。

2）呕血或便血：多发生于食管、胃、肠肿瘤患者，呕血色紫或咖啡色，可伴少量食物残渣，量大时也可鲜红。便血者大便是柏油样，色黑。呕血大部分患者也同时出现柏油便。

3）鼻出血：鼻出血患者多见于鼻咽癌或白血病等血象异常患者，鼻子可因按后、碰撞等诱因或无诱因出血。

4）尿血：尿血多见于肾、膀胱肿瘤，尿色鲜红或暗红，或伴排尿不畅，或伴尿道灼痛。

（2）护理方法

1）小量出血：①口腔少量出血，先查看口腔、后鼻道、牙床，排除以上出血部位后，根据出血情况分清是咯血还是呕血；②凡小量出血均可先给服用止血药如安络血、维生素 K_4、三七粉等，或肌内注射止血敏、安络血等。咯血患者可同时给予镇咳药；③检查出血原因，去除隐患防止大量出血；④胃出血的患者应先禁食，查明出血原因并止血后，经医生同意，再给流食。

2）大量出血：①护理人员看到患者大量出血，先要沉着镇定，并迅速地进行必要的工作。同时安慰患者，解除其紧张情绪；②出现大量出血时，要随时将出的血移出，对咯血、呕血患者要告诉其将血吐出，以防吸入气管造成窒息；③嘱患者头偏向一侧，半卧位，以免咳出物呛入气管。拍背，帮助患者将气管内瘀血拍出，呕血可取卧位，头偏向一侧。待患者咯呕之后给患者温水漱口。

3）严密观察病情变化，注意面色、血压和脉搏，脉搏每分钟超过 120 次，血压继续下降时考虑仍有内出血的可能，可用冰袋置于胸部或腹部，同时急送医院对症用药。

4）鼻出血可让患者仰头坐于椅上，用拇、食指压鼻翼来压迫止血，或用冷水洗鼻部，或用冷湿毛巾敷于鼻部，2 ~ 3 分钟后换毛巾，以使血管收缩。也可用卫生棉或卫生纸用净水、植物油或麻黄素滴鼻药水浸湿，缓缓塞入鼻中，血止后 1 ~ 2 小时取出。

5）针灸：①咯血：孔最、三阴交；肺俞、鱼际；列缺、尺泽；②呕血：合谷、内关、足三里、涌泉；③尿血：肾俞、膀胱俞、中极、血海、三阴交。

（3）饮食调理：止血的食物有：花生内衣、黄花菜、木耳、莲蓬、藕节炭、丝瓜络炭、乌贼骨等。

7. 失眠

失眠多指难以入睡，或睡后梦多易醒，醒后难以再入睡。中医称之为“不寐”或“不得卧”。肿瘤患者不得眠多因情志不遂，过思、过虑等耗损心神，也有因其他原因所致，如脾胃不和则卧不安，也有因咳嗽、痰喘等。

（1）对症用药：在治疗病因基础上适当用药，如果轻度失眠可用少量地西泮（安定）以助睡眠。失眠较重者可根据入睡难、成眠后易醒的特点酌情选用速可眠、利眠宁、安眠酮等药。长期睡眠不好可试用中药调之，如：心悸多梦可用酸枣仁膏、补心丹、柏子养心丸等，肝郁火旺可用逍遥散，心脾虚可用归脾汤。

（2）护理方法：①以情制情：过思过想等需引导转移，减少精神刺激，鼓励患者心情舒畅、生活安宁。②劝导、协助患者生活规律化，按时起居。③创造良好睡眠环境，避免噪音，光线应暗淡，温、湿度适宜。④睡前防止食多饮过，晚饭忌煎炸油腻，睡前禁咖啡、浓茶等刺激性饮料，勿多看书、多谈话。⑤睡前可做适量运动或气功。⑥忌食辛辣厚味，可用首乌、黑芝麻、核桃、桑椹、百合、薏苡仁等煮粥，多食清淡物及水果。⑦针灸效果较好，取穴：神门、太溪、劳宫、少府、照海、太冲。

（六）放疗期间护理的小知识

放射治疗在很多癌的治疗中起到重要的作用，它能治愈一部分肿瘤，还可以解决很多晚期肿瘤患者的痛苦。当然放射线的应用也有一定副作用，但只有治疗的效果优于它的风险，医生才可能建议放疗。作为护理人员的职责是尽可能地协助医生的治疗，并通过妥善的护理让患者愉快地度过这段时间，最大限度地减少给患者带来的不适。

1. 生活上的护理

放疗本身产生的全身副作用虽然不太舒服，但多数并不严重，治疗后几周便消失，所以很多患者能照常工作学习。一般来说在适当增加休息，能保证较多睡眠的情况下，可让患者从事正常活动。

放疗期间所穿的衣服最好是松软的棉织品，尽可能穿旧衣服，以减少皮肤的摩擦，不易穿过紧的衣裤。

尽量保持皮肤上所画的标记，没结束放疗前不可将标记除去。如有退色不清，可请医生重新着色。

放疗部分的皮肤要注意保护，不可过分搓洗，尽量避免使用药物、香水、化妆品和肥皂，避免过分的冷热刺激，避免日光照射。有毛发、胡须的部位非常必要剃除时须征求医生意见。

2. 副作用的护理

（1）乏力：多数患者的乏力症状较轻，适当增加休息即可。对于体弱或反应明显的患者应尽量在生活上给予帮助，以减少其体力的消耗。

（2）皮肤反应：放疗一般使皮肤变红，日久颜色变深。皮肤如产生皲裂，起疱或过度湿润可及时请教医生。表面如果红肿时尽量避免日晒，可适当用些“京万红”等治疗烫伤药，或黄连、黄柏、虎杖煎汤，用纱布冷敷于皮肤表面，每日用 5 ~ 6 次可以缓解症状。

（3）食欲减退：放疗易产生恶心、胃脘不适、纳差等症状。对症应以多餐少食或翻新花样来增加食欲。当然要想很好地完成放疗，就要想尽办法保持患者的高蛋白、高热量的饮食摄入，具体办法参照放疗中的饮食护理。

（4）血象下降：放疗可使少部分患者产生血象下降，所以在放疗期间叮嘱患者查血象。一般每周 1 次，如有血象下降情况应及时找医生用药调补，以保证放疗的完成。

3. 头颈部放疗的不良反应

（1）头颈部放疗最易产生的副作用是口干、咽痛、唾液腺分泌减少。它使患者感到痛苦，严重的会影响进食。护理人员要经常关心患者的饮食，食物要软，平时应准备些冷饮或冰块食用，长期口干也可用些生津的食品含于口中，像含糖量少的糖果、话梅、乌梅、青果等。

（2）口腔卫生是头颈部放疗患者需要注意的问题，要给他们准备盐水和小苏打水经常漱口，保持口腔清洁。

（3）多食流质或半流质饮食，可适当增加盐水的食入，食欲差的可用冰淇淋掺入高蛋白饮料作为两餐之间的补充，以保证能量的摄入。

4. 饮食调护

如果饮食营养良好，就能很好地对抗自身的病变和治疗的副作用。所以护理人员要想尽办法帮助患者增加食欲，补充放疗间所需的蛋白质和热量。

很多患者在治疗期间不想吃饭，且治疗本身消耗了较多的能量，为了支持治疗，应告诉患者：努力吸收消化给予他们的饮食营养是他们所能尽力的内容之一。在胃口不好时可酌情少食多餐、翻新花样，要吃些热量高的食品，如蛋、奶、瘦肉、黄油等。有的患者因放疗“热灼津液”而产生口干、咽燥，不想吃饭，只想喝水，此时可设法使每一杯饮料都具有较高的营养，例如饮料中加冰淇淋、鸡蛋、酸奶、奶粉、蜂蜜等；消化道放疗患者的食物更应松软稀烂，忌吃油炸物，以免擦伤放射部位的表面组织；腹泻患者应吃清淡的流质饭，还可食些苹果汁、梨汁、淡茶等，腹泻好转时改食少量纤维食物，食用橘子、香蕉、杏等可以防止体内丢钾过多。头颈部放疗会影响唾液分泌，护理人员选择食品要注意，一般来说，酸的食物可增加唾液分泌，甜食会减少其分泌，含化些冰食品也可使唾液增加。

此外，良好的情绪、轻松的音乐、与亲友共同进餐都可以使患者的食欲增加。

（七）化疗期间护理的小知识

化疗是通过口服、肌内注射、静脉注射等不同方法给予化学药物治疗，化疗药物多是通过杀伤癌细胞起作用，但对人体正常细胞也有一定损伤。化疗对全身的不良影响较放疗为重。

1. 生活护理

化疗期间，患者由于精神上的压力和身体上的不适易产生情绪上的变化，如忧郁、悲伤、愤怒等。所以护理人员应注意关心和帮助他们，帮他们克服心理上的障碍，鼓舞他们的情绪。化疗期间药物往往产生较大的副作用而使患者感到体力极度下降，此时应注意为他们安排好较舒适安静的环境、足够时间的休息，并在生活上更多地给予照顾。

2. 副作用的护理

（1）胃肠道反应：恶心、呕吐是化疗最易产生的不良反应，它通常严重地妨碍了营养的吸收并影响治疗的完成。易出现这样反应的患者，在接受治疗前最好让其少食些东西；恶心、呕吐重的患者应向医生说明，并在治疗时适当服用医生对症给予的药物；呕吐频繁者应注意补充足够的液体；腹泻者要食温热、少纤维食物；便秘可适量饮用蜂蜜，必要时询问医生是否加用缓泻剂。

（2）血象下降：多数化疗药均有不同程度的抑制骨髓造血功能，从而产生血细胞降低，有时甚至使化疗无法进行。所以化疗时要特别注意保护患者的造血功能。护理人员要使患者尽量多休息，同时主要是从饮食上调理，最好对症应用些补血药以更好地防止血象下降，如一些升提血象的中药立足在补肾脾，与化疗合并应用可以明显减轻化疗的副作用。如果血象过低应预防感染。有出血或瘀斑时，多为血小板减少，要注意叮嘱患者避免碰撞，以免引起出血。

（3）脱发：化疗时头发和体毛常常脱落，要嘱咐患者不必担心，停药后会重新长出毛发，不要为此影响治疗。

如出现以下情况，希望护理人员及时为患者找医生询问：①发热；②皮疹；③用药后持续呕吐，超过 24 小时；④异常的疼痛；⑤持续性出血；⑥

体重的急剧变化；⑦憋气。

3. 饮食护理

化疗因会引起血象下降，所以要注意给患者多吃利于升血的食品，如猪肝、大枣、花生米、木耳、香菜，各种肉、禽、蛋也都可以保证体内的营养。此时还要注意营养的全面搭配，要有米面杂粮，要有蔬菜水果，要有奶类与肉蛋，这些均是不可缺少的食品。因恶心、呕吐影响了进食时，要尽可能地给患者高蛋白、高热量食品。化疗间歇期，当胃口有所好转时，注意尽可能地把缺乏的食物补足。

抗癌药物是有毒性的，尽可能地多饮水以促使毒物更好地排出体外。

总之，有一个宗旨要记住：让患者吃得好才能有良好的体力，才能完成化疗，而吃要选择最适当的食品，通过合理搭配达到最好的效益，这就是护理人员的任务。

（八）晚期患者专业日常护理的小知识

1. 危重患者护理原则

危重患者是指随时有猝死危险，或是某一脏器已有明显的潜在功能衰弱，并继续发展为多脏器功能衰竭的患者。这些患者因病情危重，需要特殊的护理。

（1）因为病情危重、紧急、复杂、多变，故护理人员须有严谨的工作态度。应认真观察体温、脉搏、呼吸、血压并定时记录，注意有无新情况发生，不放过每一微细的症状、体征变化并及时报告医生。

（2）患者在此情况下抵抗力下降，极易合并感染，感染将会导致病情迅速恶化。据调查，感染多来自外来人员带菌、医护人员的手和一些导管的应用，所以要严格控制探视人员，护理人员也要强调无菌操作。

（3）患者由于病情发展快，食欲多差或不能饮食，体内消耗能量增加，而摄入量相对不足，这会很快导致营养衰竭。所以要根据不同病因给体内尽快、尽早补充全面的高营养。补充营养来自两个方面，一是给患者喂少量养分高的流质饮食，二是从输液中补充。

（4）患者此时感觉恐惧、紧张、孤单，有的甚至烦躁不安，他们大多知道自身病重且有一定危险性，护理人员（特别是家属）此时是他们最可依赖的人，所以更要体贴、关心他们，耐心的解释。有些患者因病重不能完整表达自己的意愿，故应通过观察患者的目光和表情去理解他们的心理。

（5）危重患者的病室应保持安静，光线柔和，夜间尽量使用弱光源，减少一切不必要的干扰，不可与医生在患者面前谈论病情。

危重患者的护理依靠的是责任感，同时尽可能多学习一些医学知识。体贴和关心，敏锐的眼光，及时的护理措施可以使危重患者身心都得到治疗。

2. 口腔护理

肿瘤患者的口腔护理十分重要。口腔是消化系统和呼吸系统的通道，也是病菌进入体内的主要途径之一。口腔的温度、湿度和残留食物都给病菌创造了极好的生存条件。肿瘤患者多体质虚弱、食欲低下、抗病能力低，口臭和口腔炎症发生率极高，特别是晚期患者和血液系统的癌症患者，更易造成口腔感染和糜烂、溃疡，所以不及时进行口腔护理，极易产生感染或其他并发症。

（1）一般肿瘤患者的口腔护理：嘱患者每天刷牙，睡前刷牙比早晨刷牙更重要。饭后漱口，头颈部肿瘤患者更要经常漱口，用生理盐水、1% ~ 2% 硼酸水、1 ： 5000 的呋喃西林溶液、市售的口腔清洁液均可。如因某种原因不能刷牙时，护理人员应在饭后用湿纱布帮助患者擦洗干净牙齿。口唇干裂时可涂抹甘油。

（2）重病患者的口腔护理：①护理人员需认真执行口腔护理，每日 2 ~ 3 次，为患者清洁口腔。②操作中动作要轻，不可让镊子等直接触碰口腔表面，防止黏膜损伤。③操作方法：让患者头转向一侧，颈部围干毛巾，护理人员用镊子夹棉球或用棉签蘸漱口水擦净牙齿及口腔黏膜。棉球不可蘸水过多，防止溶液吸入呼吸道。④清洗时需由内向外，先创面后无创面擦洗，必要时先用压舌板撑开颊部。⑤长期用抗生素者，注意有无真菌感染，感染者可用制霉菌素涂之，或用 1%苏打水漱口。⑥口腔黏膜溃疡：可用 2% 双氧水，或消炎漱口水，漱后可用锡类散等涂创面，每日 2 ~ 3 次。

3. 压疮

压疮是因身体表面局部组织长期缺血，营养不良所致的皮肤红润、破溃甚至组织坏死。晚期肿瘤患者多体质衰弱，营养不良，加之长期卧床，最易发生压疮。所以护理人员要特别注意压疮的护理。压疮的好发部位多在体表与床面接触之脂肪少的受压部位，如骶尾部、髋部、肩胛部、肘部、内外踝、足跟等部位，可在这些部位放置压疮垫圈，减轻局部的压迫。

（1）局部治疗护理

1）Ⅰ期：瘀血红润期。压疮初起，局部受压部位表现为红、肿、热、痛。平时应避免局部受压，不断更换体位，局部红外线或60瓦灯泡照射，照射前可在局部涂上一层凡士林，每日照射一次，每次10～15分钟（注意：护理人员应用手探查，温度以能忍受为好）。

2）Ⅱ期：炎性浸润期。表皮呈紫色，局部水肿，有水疱形成，或有轻度破溃。此时应避免此处皮肤再受压，必要时垫气圈，以抬高患处。局部可照射或用艾灸每日1～2次，每次20分钟。用1%龙胆紫涂皮肤防止感染。

3）坏死溃疡期：组织感染坏死，进而则是黑色，坏死区变深，脓液多，臭味甚。可伴有全身发热等败血症出现。此时应及时治疗创面，表面照射，艾卷熏灸。用1：10 000高锰酸钾洗创面，可敷中药玉红膏促进其托疮生肌。如有全身感染症状则应及时抗感染治疗。

（2）全身护理

1）避免全身受压，对恶病质及长期卧床患者应采用24小时持续压疮气垫，并帮助其每2～4小时翻身一次，动作要轻，不可强行拉拽，以免擦伤受压皮肤。对极度消瘦患者要加垫圈，特别是在骨骼突出的部位。

2）皮肤的清洁保护：每天擦洗受压部1～2次，保持皮肤干燥，大小便失禁或多汗患者应及时将皮肤洗净，局部涂油或滑石粉保护。

3）保持病床干净、平坦、干燥，床面不应有皱褶，无碎屑，以免皮肤摩擦，衣裤要经常换洗。

4）注意患者饮食护理，保证有足够的营养，使创面易于修复，在病情允许情况下补充高蛋白饮食。

5）局部按摩：护理人员可每天2～3次按摩受压部位，方法：用50%酒精或红花酒精、活血酒等涂抹受压部位，用手掌大小鱼际肌在受压部位环形按摩，由轻而重，每次3～5分钟，皮肤干燥者可涂5%硼酸软膏。

压疮的发生与否及愈合的快慢与护理人员有直接关系。如果护理人员能够细心地观察病情、周到地照顾患者的生活起居、体贴关心患者，就完全可以杜绝压疮的发生。

4. 昏迷

昏迷是最严重的意识障碍。临床上表现为意识丧失，运动、感觉和反射活动减弱或消失。一般昏迷可以分为 3 级。

（1）分级

1）轻度昏迷（浅昏迷）：患者对周围刺激无反应，但强刺激（如压迫眶上神经）时，可有痛苦表情及呻吟等，存在吞咽、咳嗽、瞳孔对光反射。呼吸、脉搏、血压一般无明显改变，大小便失禁。

2）中度昏迷：对周围及各种刺激无反应，对强刺激可出现防御反射，角膜对光反射迟钝，呼吸、脉搏、血压有改变。

3）重度昏迷（深昏迷）：全身肌肉松弛，对各种刺激无反应，所有反射消失，呼吸不规则，血压下降，大小便失禁，偶有潴留。

（2）昏迷原因：肿瘤患者昏迷多因脑部肿瘤、严重感染、晚期全身情况的衰竭和合并脑血管疾患的发生等。

（3）护理措施

1）注意昏迷前后患者症状与体征的变化，及时向医生汇报，以便得到准确的论断与合理的治疗。

2）室内应安静，避免强光，经常更换空气，做好消毒防止交叉感染。

3）对患者的动作宜轻，取卧位。最好固定头部。对烦躁患者最好安床档。抽搐患者需用裹纱布的压舌板垫上下齿间以防止舌部咬伤，摘下假牙，防止误吸入气管。

4）清除痰及口腔分泌物，保持呼吸道畅通，呼吸急促或缓慢者给予吸氧。张口呼吸的患者，可用干净纱布二层敷于口鼻部以保持吸入空气湿润，注意护理口腔清洁防止并发症。

5）体温低于 36℃者注意保温，需要时可用暖水袋，但水温不得超过 50℃。高热患者应行物理降温，如冷敷、酒精擦浴等。

6）及时处理失禁的大小便，定期温水擦浴，勤翻身，防止压疮发生。发现尿少和尿闭时应及时向医生请示导尿。

7）昏迷者 2 ~ 3 天内暂禁食补液，3 天后可请医生行鼻饲，每天摄入量为 2500 ~ 3000 毫升，宜低盐饮食。昏迷减轻，吞咽动作恢复后可改经口进食。

5. 学会帮助患者安静地度过生命最后一刻

肿瘤患者一般在晚期身体都十分虚弱。大量的癌细胞增殖耗尽了体内大部分养料。恶病质、多脏器功能衰竭和极度呼吸困难，使他们面临生命最后时刻。死亡的过程可能是很快的，也可能是几天或更长的时间，虽然可以通过一些指标来估测，但没有人能准确地说出这个时间。

当医生觉得无计可施时，这就预示患者生存的日子不多了。能否使患者在临终的最后一刻过得舒适、安静、有意义，在很大程度上取决于护士及护理人员的护理。

作为护理患者的亲友要克服内心的悲痛，帮助医护人员做好以下几项工作：

（1）帮助患者随时搞好个人卫生，包括皮肤卫生、梳理头发、口腔护理、清除排泄物，使患者感到身心愉快，勤为患者翻身以防压疮。

（2）此时由于患者分泌与排泄，室内气味较大，应保证通风，适当进行室内消毒和使用空气清净剂。

（3）最适用濒死患者的话是：想吃就好。在此期间应尽量做到他们想吃什么就能吃到什么，但最好使所吃食品稀软易于吸收。哪怕最后时刻想喝少量啤酒或果酒都应尽可能满足他们，这样会给患者带来愉快。

（4）肿瘤患者的疼痛常伴随他们到生命最后一刻，对于濒死患者不应过多地计较止痛药的用量和时间。要尽可能使他们自己感到解除了痛苦，使他们感到医护人员随时都在关心他们，为他们尽最大的努力。

（5）患者在临终的时候，本身多能预感到他们将不久于人世，此时他们最害怕的是孤独。他们希望有医生在他们身旁，更不愿护理人员放弃他们不管。大多数患者此时不愿谈他们自己的病情，他们不愿面对这样的事实，更不愿在他们所爱的人面前表现出伤感而使双方痛苦，一个曾经从死亡线上挣扎过来的患者说："那时我不知该说什么，也不知道做些什么，我只感到从来未有过的孤独，我只需要有人握住我的手。"美国现在有些医院高薪聘请护理人员专门照顾那些孤独的濒死患者，让他们在护理人员的怀抱中离去。由此可见，护理这类患者的亲属在患者离开人世的时刻一定要百倍地关心和体贴他们，让患者在最后一刻感到精神上的满足。

（九）外出旅行中护理的几点建议

户外旅游，这对任何人来说都是一种放松精神、缓解压力、愉悦心境、陶冶情操的方式。或忘情于壮丽河山、异域风情，或流连于青山绿水、人文古迹，都会让人产生难以言表的超尘脱俗、心旷神怡之感。常有患者满怀期待地问："我什么时候能出去走走呀？整天不是闷在家里就是在医院里，或者奔波在家和医院之间，实在闷得慌！""得了这个病，我还能去游山玩水吗？""孩子们在国外，想让我去住些日子，能去吗？"肿瘤复发、转移的威胁和对生命的热爱与追求使得他们犹豫不决。其实，康复期的肿瘤患者只要做好准备，是完全可以外出旅游的。

但有些肿瘤患者当前暂时不适宜外出旅行。临床治疗期、巩固期的前阶段不宜外出旅游。手术造成身体的损伤，气血亏虚，需要一段时间的调养恢复，不宜外出；肿瘤的放、化疗治疗往往有较严格的时间要求，第几天输液，第几天吃药都要严格按要求进行，且各疗程间隔短暂，治疗期间需频繁复查血象等化验指标；放、化疗的副作用如恶心、呕吐、白细胞或血小板减少、贫血等，使患者的身体虚弱，不能耐受劳累，应以休养为主，调饮食，避风寒，使起居有常，以便身体恢复后进行下一疗程的治疗。而巩固期的开始阶段，大多指完成手术或放、化疗后，主要以口服药物为主的巩固治疗阶段，有时也常给予具有调节机体免疫力或扶正抗癌作用的中西药注射剂治疗。此时虽然相对比较自由，但身体亟需调养，也不宜奔波疲劳。如果想要外出，可选择短途的踏青游玩，当日往返为宜。

等到了治疗的第 2 ～ 3 年，身体恢复得比较好，病情也稳定了，就可以尝试旅游。但肿瘤患者外出旅游还是应遵循一定的原则的：

1. 出发前体检并咨询医生，获得有用的信息

做必要的体检和化验，了解身体的状态；通过咨询医生，了解自己目前身体的耐受程度和与病情相关的注意事项。

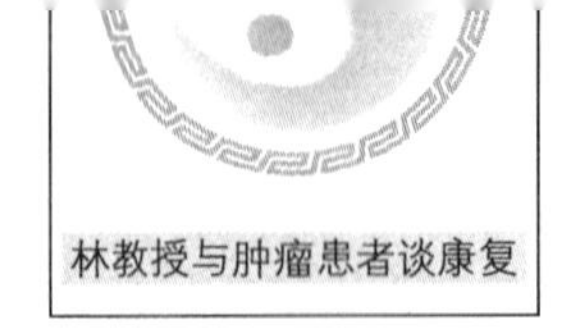

2. 备药并按时服药

准备好平时要服的药物，汤剂是否可以间断需咨询医生。如想继续服汤药，可带免煎颗粒或煎成袋装以便携带。除了与疾病有关的治疗药物，往往还要准备点外用药，如碘伏棉球、创可贴、清凉油等；治疗肠道感染药，如黄连素、吡哌酸等；通便药如麻仁润肠丸、开塞露等；晕车晕船药；少量的镇定催眠药如安定片、舒乐安定片等，以防居住环境改变导致失眠等。服药须严格遵循医嘱。

3. 季节选择

春、秋季节最好。气候比较温和，极端气候少见，温度适宜，衣物好携带。但尽量避开旅游高峰。

4. 旅游目的地选择

不宜选偏远、险峻、穷山恶水之处，以免增加风险或因发生不愉快影响心情。

5. 提前安排，结伴而行

最好在去之前就订好住宿地点，选好旅游景点和旅游内容，使旅程更加从容悠闲。长途旅行最好结伴而行，2 ~ 3 个人可以相互照应，相互分享，增加旅途的乐趣。

6. 日程不宜过紧

目的地选择不要太多，以 2 ~ 3 日或数日旅游一地为宜；尽量免去购物的繁琐，以休闲度假为佳。

7. 交通工具

（1）飞机：适合体质较好，经济条件允许的患者，可节约时间与精力。

（2）火车、轮船：路途上的时间相对较长，要保证睡眠；防止吹风与受凉；注意旅途中饮食营养与卫生，可自带些坚果、水果等，尽量不要吃方便面。

（3）汽车：短途可以选择汽车，以不超过 2 ~ 3 小时为宜。长途则不要乘坐汽车。

8. 保持体力

过度劳累会损伤身体的免疫力。应劳逸结合，及时休息。判断是否劳累过度不能仅靠个人感觉，还要对活动量做到心中有数。有的人玩得兴致很高，一时处于兴奋状态，在当时不觉得累，往往一躺下来就感觉筋疲力尽了，这种情况要尽量避免。

9. 调整心情

保持良好的心情，别过度兴奋。旅途中尽量避免与他人起纷争，多欣赏美景，少入眼凡尘；多赞美河山，少忧患缺憾。

10. 保证睡眠

肿瘤患者的睡眠休息非常重要。身体劳累、眼目劳累和精神劳累都需要通过睡眠对体力精力进行“充电”。因此一定要选择卫生、安静的旅馆住宿，为住宿多花点钱也无妨，重要的是保证足够良好的睡眠时间和质量；必要时可以服用自备的安眠药（严格遵照医嘱服药）。

11. 饮食

要按时就餐，不要饥饱无度。注意多吃水果补充维生素，也可自带一些复合维生素片，以补充维生素和矿物质。注意多饮水，通过观察排尿量和尿的颜色判断自己是否缺水了；同时要注意饮水卫生，购买质量有保证的瓶装饮用水或在酒店里准备好凉开水。

12. 国外旅游

如果是出国旅行，要提前了解当地的医疗情况，购买必要的医疗保险。如果外出时间长，口服药物要准备充分，因为有的药物在国外购买不方便。如果存在时差问题，就要及时通过睡眠充分调整，不要疲劳旅行。如果海外有亲人接待，也要提前在心理方面做好准备，因为长期不在一起居住的缘故，短期内密切相处，要凡事多宽容，以美好的心态待人待事。在国外居住时间长短视病情状态和医生的复查要求而定。

旅游最重要的是能够尽兴而归。肿瘤患者外出旅游的主要目的是为了促进身体的进一步康复，尤其是在精神上使自己逐渐摆脱疾病的影响。若患病之后自己曾有过恐惧、烦恼、郁闷等情况，最好能在旅游之中将它们抛弃。在旅游中要时刻想到，自己度过了与癌症斗争的关键时期，现在整个大自然都在欢迎自己，自己一定能够彻底战胜癌症。让高山平川、湖泊海洋的美丽自然风光唤起对生活的热爱和对生命的敬畏，涤荡心胸。

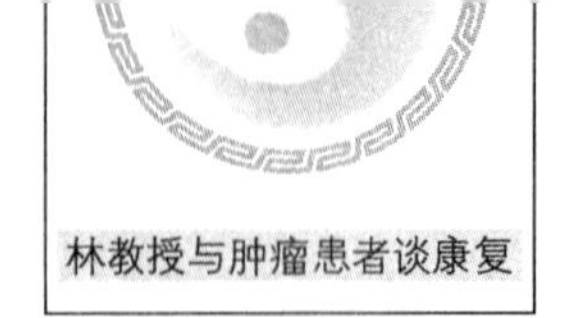

因此，只要患者健康情况平稳，护理人员可以与患者共同制订一个适合他们自身疾病与身体条件的旅游护理计划，并且不妨征求一下医生的意见。在启程前做好规划，比如制订一个日程表，把旅行目的地、行程时间、休息地点和按时服药等问题都安排好，做到量力而行，选择合适的季节，避开旅游高峰，邀约三朋五友，一样可以享受旅游的美好情趣，让生活充满阳光和希望。

试着为患者制订一个合理的旅游日程表

（1）量力而行：肿瘤患者旅游路线不宜过长，时间不宜过久，日程不宜过紧。如果远行最好分段分程，时行时息。由于目前旅游成风，因而最好既能照顾到季节适宜，又能避开旅游高峰，这样旅游时车、船、食、宿可提前安排。

（2）自知自重：旅游前要对自己的健康现状有一个全面的正确估价，有的患者虽已康复，但还需长期服用一些药物，最好随身携带足量，因为有的药物在旅游途中未必能买到。肿瘤患者通常免疫功能较为低下，虽然康复期的患者已有所恢复，但仍不及正常人。因此，自己应对天气变化、温度改变等情况随时留意，及时采取相应措施。夏季旅游，由于早晚温差较大，除了带上随身的换洗衣服外，最好再带一件夹衣或绒线衣；冬季旅游，必须带上毛衣、棉衣、风帽等。外出期间尽可能注意个人卫生，特别是饮食卫生。

（3）尽兴而归：肿瘤患者外出旅游的主要目的是为了促进身体的进一步康复，尤其是在精神上使自己逐渐摆脱疾病的影响。患病之后曾有过恐惧、烦恼、郁闷等情况，最好能在旅游之中将它们抛弃。在旅游中要时刻想到，自己度过了与癌症斗争的关键时期，现在整个大自然都在欢迎自己，一定能够彻底战胜癌症。

家庭关爱莫忽视，脉脉亲情助康复

在临床肿瘤治疗工作中看到，大部分确诊了癌症患者的家庭都曾沉浸在焦虑、恐慌情绪中，都曾经或正在采用一些不恰当的照顾行为，比如严格甚至苛刻的饮食控制、盲目购买保健品、不允许自己流露悲观、愤怒情绪或哭泣、对医生的过高期望和随之而来的焦虑、失望等。作为癌症患者的家人，对这句话应该有深刻的切身体会，就是："照顾患者不仅仅需要你们的意愿，还需要你们的智慧；照顾患者不仅仅是体力活，更是一门技术活"。很多癌症照顾者，他们要照顾患者，料理家务，坚持工作，还要对付各种不期而遇的负面情绪，为了尽最大可能地帮助患病的亲人，照顾者不断要求自己担负巨大的责任，因而常常感到筋疲力尽。

照顾者也是需要照顾的人群。照顾者的情感需求和心理压力并不一定比患者少。医生往往关注癌症患者，而在生活的时时刻刻支持这些癌症患者的却是他们的伴侣、父母、孩子和挚爱家人。

一、与患者家属谈谈知心话

目前肿瘤患者除了住院和特殊情况之下有专人护理外，长期生活一般都是依靠家属进行护理。作为亲人，看到所亲近的人患重病时，可能会惊惶、手足无措，继之而来的是少有的爱怜和亲热，随着时间的延长，加之患者脾气上的反常和需要护理内容的不断增加，会使家属感到劳累和委屈。作为护理患者的亲友，任务是艰苦而繁杂的。

为了使患者能有一个良好的环境、心情进行治病和休养，为使患者尽可能地延长生命，减少痛苦，要叮嘱照顾者几件事：

首先，希望你能给患者足够的爱，克服他们孤独无望的感觉，克服他们怕失去亲友的恐惧思想。你在护理中对患者生活上的体谅和支持是使患者早日康复、延长生命的最好措施。

其次，要理解患者，也理解你自己。长期忧恐和繁重的护理生活，本身就使人喘不过气来；患者由于疾病的痛苦和生活上的失望，可能还要给你些无理的责难，这可能使最忠实的支持者也会感到筋疲力尽和失望。这里必须提醒你们，要想对患者的感情始终如一，就要理解患者，也要理解你自己。你有必要找其他的亲友帮忙，藉之以休整自己，调节长期护理的忧伤情绪和身体上的疲劳。同时，通过与外界的接触可使你有更新的信息带给患者，以转移患者的思想和烦恼。

最后，在关心患者的同时要注意对自己的控制，切不可过分关心患者，事事处处代替患者，这样会使患者失去自主感，会使他们感到自己的无能与无望，进而丧失对生活的信心与自尊心。甚至使其该做的事也不做，就是病情好转也难恢复正常的生活。

总之，亲友的护理工作至关重要，有时也许缺乏患者的理解，生活也许比患者更艰难，但是只有拿出最大的爱心才能给患者最大的帮助，给患者勇气和战胜疾病的信心，要相信你们自己，通过时间，你们与患者之间的关系会更加亲密，从而你们会赢得更多的尊敬与爱戴。

二、照顾癌症患者知识问答

以下附上来自密歇根大学综合性癌症中心的“照顾癌症患者简易问答”，通过这些问答，希望癌症患者的照顾者可以对照自己，多一些思考。

1. 问：对照顾者，需要知道些什么呢?

答：首先要知道，癌症是一种家族性疾病。它不仅仅影响患者，还会影响整个家庭。即使照顾者病理上并没有患上癌症，他们也遭受着该疾病在情绪、社会和精神方面所带来的痛苦。除了患者需要面对问题，照顾者也有自己的问题需要面对。在对患者的辅助治疗中通常是不包括照顾者的。照顾者如何料理自己的情绪问题会影响到患者，这是一个连锁效应，一个问题影响着另一个问题。

林教授点评：照顾者如果无法面对或很好地处理自己的情绪问题，会对癌症患者的康复产生不利影响。处于这些问题中的照顾者可以向专业的心理咨询师求助。

2. 问：对主要的照顾者来说最常见的困难是什么呢?

答：比起患者本身，照顾者有两种感受更成问题。第一是不确定性和焦虑。有种解释是照顾者和医护人员之间缺乏直接交流，只能依靠从患者那里得到的一些二手信息，因为他们自己的问题得不到解决，他们就倾向于焦虑更多。第二，照顾者还常表示有一种无能为力的感觉。他们可能对医生有信心，但他们却对自己应该起到什么作用并不确定，或是对新的责任感到紧张。

林教授点评：照顾者应与医生多沟通，了解患者的病情及治疗情况，学习一些帮助患者康复的方法提高自身的护理能力。

3. 问：年轻一些的照顾者是否会面临特殊的问题?

答：年轻的夫妇或者伴侣在时间上会有更大问题。因为要工作，他们在约见医生方面的弹性就更少，精力也更少。另一个主要问题是抚养孩子的责任。除了在照顾期间和孩子在一起的时间更少并对将来感到担忧之外，他们还不知道该如何和孩子谈到癌症，不知道要说什么、怎么去说。当一对年轻的夫妇遭遇到癌症问题时，他们会感到和同龄人格格不入，当其他人享受正常生活的同时，他们却在和致命的疾病周旋。这个经历有可能是他们有生以来第一次重大危机，而他们会比同龄人更早地面临失去和死亡的问题。

林教授点评：年轻的照顾者可以通过亲朋好友及社会支持，缓解一部分自身的压力。彼此之间的信任、鼓励和不离不弃的爱是癌症患者战胜病魔的力量源泉。

4. 问：男性和女性作为照顾者有什么不同?

答：毫不意外地，男性和女性的确以不同的方式工作。男性会希望很快地直面该问题并把它抛诸身后，但就癌症问题来说这常常是不可能的。而女性会更多地看到事情在进展的好的一面，通过交流和沟通来解决问题和负面情绪。对女性来说，这并非一件绝对负面的事情，而她们往往会去寻找理解和支持。一般来说，男性会觉得谈论这事没什么用，但对女性来说谈一谈往往会帮到她们，当然，也不尽如此。

林教授点评：性别的不同可能产生交流的差异和对待问题的态度有别。无论男性或女性照顾者，在面临压力和困境时，都可以向医生、心理师等专业人员求助。通过良好的沟通，把自己担心的问题谈出来，方能得到有效的支持。

5. 问：对照顾者解决负面情绪有些什么建议呢?

答：第一，要去得到信息。和医生交流，让你自己的疑问得到解答。不要感觉自己会打扰医护人员。这不仅仅是说，多一双耳朵在处理复杂信息时会是一种帮助，更重要的是，照顾者如果直接从职业人士那里听到回答，会感觉好很多。

第二，简化生活。如果身负一大摊子事情要去解决的同时，还要去照顾患者，那就尤其难了。当然，生活中的许多东西不能抛弃，但是如果可能的话，快刀斩乱麻，卸掉一些责任，设好你的底线。

第三，要有希望。就像患者一样，对照顾者来说，有希望的乐观主义是关键的。

第四，要会挑选。当你寻找来自他人的支持时，记住并不是所有人都会具有表达同理心的能力。要找到那些能够提供真正的支持，而不是冷嘲热讽或负面意见的人。让那些能够使你重拾信心的人围绕在你的身旁。

第五，照顾好你自己，不要忽视你自己的需求。作为照顾者，这可能是最难的事情了。通常来说，第一件事是设计一个比较柔和的照顾日程，包括锻炼、兴趣爱好等为维持精神健康所必需的事情。一些照顾者反映，如果在自己身上花时间而没有在把关注点放在患者身上，就会感到非常内疚。为了避免如精神越来越不容易集中等常见问题，重新充电再战是至关重要的。

林教授点评：以上这 5 个方面说得非常贴切，也非常重要。照顾者如果没有良好的体力和精力，没有振作的精神，如何照顾好患者？现代医学越来越人性化，在癌症康复医疗中，也越来越强调关注照顾者。对照顾者的照顾是一门学问，需要社会和医疗机构的支持。作为照顾者，要选择和建立一个联盟，这里面包括医生、心理师、营养师及你所信赖的至亲好友，他们可以在你需要的时候伸出有力的援手，陪伴你度过艰难的时刻。

另外，需要特别指出的是，癌症患者的家庭中，患者的照顾者受到的负面影响并不因为癌症患者的去世而就此终结。最近，在《临床癌症学刊》（Journal of Clinical Oncology）上发表的一项研究报告指出，即使癌症患者能够长期存活，在相当长的时间段内（7 年左右），癌症患者照顾者的抑郁程度仍要比对照组（癌症患者的熟人）高 3.5 倍：他们普遍比对照组反映出更多的疲倦、抑郁、睡眠问题和性健康问题。癌症患者的照顾者往往是在危机中最容易被忽略的群体。但是照顾者的健康和对自身健康的关注，将直接关系到癌症患者的治疗、预后是否顺利进行，或者重大遗愿（如家人平安快乐）是否能够被很好地实现。所以，请大家多多学习。

三、为患者制订一个日程表

中医学认为起居有常是康复养生的重要措施之一，对此，历代医学家均极为重视。“起”为劳作，“居”为停歇，古人认为：昼夜、四时、年日之变化是人体生理机能变化的主因。故顺应四时，做到人体的生物节律变化和自然界的变化相吻合，才可达到恢复健康和延年益寿之目的。很多肿瘤患者由病前紧张的工作突然转至病后的整日卧床，思想上的茫然和生活上的空虚给患者造成了极大的精神负担。有人终日卧床，以图尽快“养”好病；也有人不顾自己的体质，每日花大量时间去做气功之类的活动，期望依靠这些达到康复；也有人感到日暮途穷，得过且过，生活饮食任意所为，这些都极不利于养病。

为了引导肿瘤患者正常起居，护理人员要协助他们制订一个日程表，一是为了按照“日出而作，日入而息”的变化规律顺应自然，以达康复之目的；二是通过规律充实的生活提高患者的生活兴趣，使他们不感到无所事事，不再整日沉溺于痛苦之中。定时起居、进餐、练功、治疗与休息，适当时间发挥自己的爱好和特长，不但能调节好患者体内生物节律，使之更好地适应养病期间的生活节奏，还可使患者对生活充满信心。当然，制订合理的生活制度，既要适应四时气候的特点和早晚变化的规律，又要根据不同病种、不同病情、不同年龄及不同的环境而因人制宜。如《素问·四气调神大论》主张春季“夜卧早起，广步于庭”，夏季“夜卧早起，无厌于日”，秋季“早卧早起，与鸡俱兴”，冬季“早卧晚起，必待日光”。这是要求人体活动顺应四时而颐养其气。管仲曰：“起居时，饮食节，则身利而寿命益。”这是要求人应有“与日月共阴阳的早晚变化规律”。“形不动则精不流，精不流则气郁”，是要求养生保健需动静而摄生。适当的运动与静养不仅可使人精力充沛，且气血流畅、形体健壮。《寿亲养老新书》以“听琴玩鹤”“寓意变棋”为乐，是为让患者以情趣来养生，以寻乐达忘忧。

总之，护理人员可以与患者共同制订一个适合他们的作息表，并且不妨征求一下医生的意见，有了这个生活日程表就可以大大提高患者的生活情趣、生活信心和生活的规律性。

四、住院与在家调理

肿瘤患者何时宜住院？何时宜在家？两者时间上的选择是根据治疗情况决定的。一般来说，手术、放疗、化疗期间需住院治疗（但有些放化疗也可在门诊进行，这需医生酌情而定）。另外需住院的是出现一些合并症或晚期危重患者，其余时间在家里或环境好的地方进行休养较住院更为适宜。

护理患者的亲友应根据患者的治疗情况，选择一个较为固定的经治医生，让患者定期复查，征求下一步的治疗意见。一般来讲，手术后的定期复查最好在手术单位，因为他们最了解手术情况，尤其对伤口的变化和术后合并症的处理最有把握。化疗的进行需由肿瘤内科化疗医生决定，他们可以为患者选择最合适的方案和疗程。当然，有条件的地方可采取中西医结合治疗，中医治疗以其独特的优势日益受到世人的重视。这些医生都可以告诉家属及患者何时住院，何时在家休养，何时需去医院检查。

有些亲友愿让患者长期住院，因为他们认为有医生和护士在患者身边，治疗可以及时些，可以避免贻误病情，他们用住院给患者上“保险”。当然医护人员及医院便利的救治条件可以及时发现病情的变化并处理，但长期住院会使大部分人丧失生活的情趣，情绪忧郁，特别是一些危重患者的故去会给住院患者加重思想负担，使他们丧失生活的信心，这种心理严重影响了患者的生存质量。消沉悲观的情绪可使免疫功能明显下降，这已被现代医学所证实。特别是一些带瘤生存者和病情较重的患者，间断的住院治疗与在家休息，可使他们感到自己有康复的希望，家庭的温暖也可以弥补他们精神上的创伤，转移注意力。临床上常常有一些晚期患者自己在家疗养得很好，使医生都感到惊诧。所以，护理人员，特别是亲友不要一味地迷信住院，应该使患者在定期治疗和检查的同时得到家庭的温暖、幸福，帮助他们在精神上解脱疾病带来的压力而早日康复。

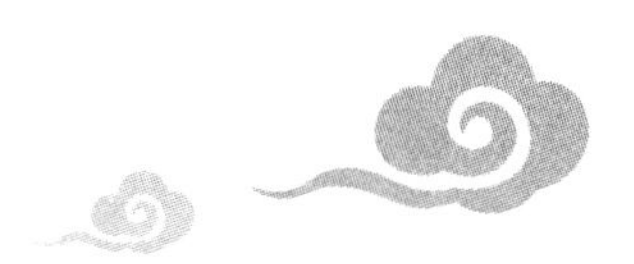

林教授希望建立癌症康复“四联疗法”

一、肿瘤康复意义深，手把手教康复快

相信很多人在自己或朋友、家人患病后都曾在互联网上搜寻过肿瘤知识或求医问药的信息。以“康复”为主题词，在谷歌搜索引擎中可获得相关结果 8460 万条之多；搜索“肿瘤康复”，相关信息为 254 万条，约占康复信息的 3%。那么什么是康复？肿瘤康复有何独特之处？如何选择康复方法呢？

在世界卫生组织（WHO）定义中，“康复”是指综合地、协调地应用医学的、教育的、社会的、职业的各种方法，使病、伤、残者（包括先天性残）已经丧失的功能尽快地、尽最大可能地得到恢复和重建，使他们在体格上、精神上、社会上和经济上的能力得到尽可能的恢复，重新走向生活，重新走向工作，重新走向社会。康复不仅针对疾病，而且着眼于整个人，是从生理上、心理上、社会上及经济能力等方面进行的全面康复。康复的最终目标是提高人的生活质量，恢复独立生活、学习和工作的能力，使患者在家庭和社会中过有意义的生活。因此，为达到全面康复的目的，技术方法上不仅涉及医学，而且涉及社会学、心理学、工程学等方方面面，是一个系统工程，也是一门综合学科，这也就意味着康复的过程必定需要专业人员的指导和帮助。

随着医学的发展，经过合理治疗，大多数早期癌症患者和部分中晚期患者的疾病可以得到治愈或控制，相当多的中晚期癌症患者生存期延长，恶性肿瘤不再意味着死亡。随着带瘤生存者的增多和患者对生存质量期望的提高，整个社会对肿瘤康复的需求也越来越强烈，但癌症本身或手术、放化疗等治疗手段对癌症患者的心理和生理带来的诸多不良影响却成为肿瘤患者康复之路的绊脚石。有研究统计，几乎所有癌症患者都存在不同程度的心理障碍、功能异常、躯体残疾或癌症治愈后回归社会障碍等各种问题。同时，癌症的创伤也对整个家庭造成了一定的影响，家庭关系面临重新调整。因此，癌症患者乃至其整个家庭在疾病的不同阶段都不同程度地需要得到康复。由于相关知识的匮乏和公共信息的良莠不齐，对肿瘤患者及其家庭的康复指导更需要专业队伍的参与。

肿瘤康复医疗是对癌症患者因癌症本身或治疗的副作用、并发症所导致患者的功能异常、躯体残疾以及心理障碍等，通过综合的肿瘤康复指导或治疗，促使患者在躯体、生理功能、心理、社会及职业等各个方面得到最大限度的恢复。肿瘤患者的康复，严格来讲应是肿瘤的完全根治，心理、生理和体能完全恢复，并能正常生活工作，这是肿瘤康复的最终目标。然而由于肿瘤的特殊性，完全达到具有一定的难度。因此，从实际出发，肿瘤的康复主要是针对肿瘤所导致的原发性或继发性残疾，通过综合性手段，使患者尽可能改善或恢复，提高生存质量，延缓肿瘤复发、转移，延长生命。

为了实现康复的最终目的，不但使患者活下去，而且能更好地生活，仅仅运用针对肿瘤患者个体的康复指导还是远远不够的。许多调查研究表明，家庭支持与癌症患者的生活质量和心理状态密切相关，良好的家庭支持有利于患者更好地康复。亲情关系在中国传统家庭照顾中占有重要地位，通常认为配偶、子孙关系与患者本人关系最为密切。有研究显示，患者由配偶及子孙照顾，在良好的亲情关系引导下，有利于患者获得更好的家庭支持，与受雇工或邻居、朋友照顾相比，患者具有更好的心理状态，同时还可获得更高的生活质量。

随着肿瘤支持治疗和姑息治疗领域的发展，越来越多的研究表明在肿瘤患者的家庭成员中存在各种各样的心理问题和情感障碍，与肿瘤患者整体状态相互影响。例如印度的一项研究显示，肿瘤患儿的同胞与父母面临的情感困难明显不同，患儿的同胞甚至存在较患儿更严重的情感问题，因此专家呼吁要对肿瘤患儿家庭中的健康儿童给予关注。美国的一项针对肝癌患者及照顾者的抑郁情况调查显示，确诊肝癌时38%的患者和35%的家庭成员有抑郁症状，在整个治疗中，患者的抑郁症状持续存在，而家庭成员的抑郁情况经治疗后有所好转，且家庭成员的压力与患者的抑郁评分和生活质量相关。显然，癌症对患者本人和家属均是严重的不良应激事件，会对身心带来不利影响。因此，在关注患者躯体、心理和社会功能恢复的同时，照顾者的身心状况也应受到关注。我国的调查研究显示，癌症患者的亲属在遭遇亲属患癌症的巨大打击时得到了较多的社会支持，这对减轻他们的应激反应，保持较好的身心健康状态，进而为患者提供良好的照顾和支持是有利的。但亲属的年龄、职业、受教育程度及患者医疗费支付方式不同，亲属得到的社会支持存在较大差别，因此，医务人员应积极帮助社会支持水平和利用度低的弱势群体寻找提高其社会支持有效性的途径，以充分发挥社会支持对癌症创伤性应激的调节作用，提高家属的应对能力和身心健康水平，从而为患者康复提供更多的支持。从这个角度而言，肿瘤康复的意义不仅在于最大限度地帮助患者，还在于协助癌症患者家属与患者一起正确面对和克服因癌症诊断和治疗带来的心理异常反应、接受和配合癌症治疗，最大限度减少和恢复因疾病及治疗过程所造成的躯体残疾、功能受损、心理障碍等，尽可能使癌症患者有正常人同样的个人、家庭和社会生活。

肿瘤康复应从癌症确诊那一刻就开始，贯穿疾病的全过程。内容包括疾病本身和治疗措施在患者生理、躯体上产生的不良影响、副作用或损伤后遗症的康复，以及由此对患者家庭、心理、社会、职业、经济等多方面造成不良影响所需要的康复指导或康复治疗。

综上所述，肿瘤康复意义深远，内容丰富，是一项多学科交叉、综合的系统工程，是在临床肿瘤学专家、心理学专家、营养学专家、社会学专家、运动医学专家等共同参与协作指导下进行的治疗与教育兼顾的独特治疗方式，既要重点关注患者群体，也要重视患者家庭成员的身心调整。单靠个人经验摸索或他人经验借鉴都不足以全方位解决康复问题。只有在专家指导下进行的科学合理的个体化康复才是获得快速康复的正确途径。

二、中医康复手段多，鱼龙混杂慎辨识

在实际生活中，关于中医养生保健的书籍、杂志众多，各类媒体的养生专栏接踵开设，互联网上的养生信息极为丰富，在一定程度上起到传播知识、弘扬传统文化的作用，契合了大众的养生需求。但其中也充斥着很多伪科学、伪中医的糟粕，保健品市场更是鱼龙混杂，个别商家因为利益驱动不负责任地散发广告宣传，患者很难依靠个人的经验和知识去伪存真。一旦不慎上当，不仅造成经济损失，严重的还会贻误治疗，甚至导致病情进展。这对于每一位肿瘤患者和每一个家庭而言，都是不希望发生的事情。

因此，肿瘤患者需要科学合理的养生康复指导。在综合康复过程中，通过学习科学知识和纠正错误观念，患者不仅能够掌握适合个体需要的康复方法，培养健康的生活方式，同时也能够不断提高甄别能力，使自己的康复之路不偏离正确方向。

三、综合养生的关键是四调一管理

中医的综合养生康复，不仅对肿瘤患者具有维持治疗和巩固疗效的作用，其更重要的意义在于：通过对不同病种、不同治疗阶段、不同个体采取的“个性化养生指导”，将最大限度地改善患者的生活质量，帮助癌症患者回归社会。

“中医肿瘤康复工程”采取治疗与教育相结合的方式，在为肿瘤患者进行康复治疗的同时，通过健康教育和手把手指导教给患者如何采取科学的方法进行系统康复。

笔者结合已有的经验，将中医肿瘤康复治疗简称为“四调一管理”。“四调一管理”充分运用了传统中医中药、体能锻炼、饮食调养、心理调护四种传统保健方法，在实践中帮助患者达到“四个改善，一个提高”的目标，即疾病状态改善、体能状态改善、营养状况改善、心理状态改善，实现生活质量的全面提高。

（一）四调

1. 一调：中药调养

涵盖了中药疗养和针灸保健两方面的内容。中药疗养包括肿瘤康复滋补膏方、汤剂、中成药、扶正抗癌中药注射剂等内用的调养方法和中药手足浴、中药外敷、穴位贴敷等中药外治法。肿瘤康复滋补膏方是专门为肿瘤患者配制的补养中药，经加工浓缩成便于服用的膏剂，在前面的内容中已有专门介绍。在临床中，常常见到有的患者盲目进补，亲人朋友四处寻求补品、补药，不惜花费；相反，在正规治疗时，却常因为经济原因，错过了治疗时机。事实上，在专业医生的正确指导下，肿瘤患者完全可以根据自己的经济条件进补。肿瘤康复滋补膏辨证施补，科学合理，服用方便且价格经济，不仅可以为肿瘤患者顺利完成放、化疗保驾护航，更宜长期服用，促进康复。

2. 二调：体能调整

在肿瘤患者中，患病前具有良好锻炼习惯的人较少，而患病后能采用科学合理的锻炼方式进行体能锻炼和功能康复的患者就更少了。许多患者倾向于静养，不敢运动；进行锻炼的患者也或多或少对运动存有疑虑；甚至有的患者将自己的病情复发转移等归咎于术后开始运动得太早。事实上，已有研究发现，良好的锻炼习惯和适当的运动方式不仅不会加重身体的负担，反而可以通过对免疫系统的激发作用来增强机体对肿瘤细胞的清除能力。因此，体能锻炼是肿瘤康复“四联法”之一。在康复期间，体能康复医师先对肿瘤患者的体能状态进行客观评估，然后根据每个人病情、病程阶段、身体素质、个人爱好等给予指导和建议。体能康复可采用郭林气功、坐式及站式八段锦、按摩操、太极拳、易筋经等不同的锻炼方式。肿瘤患者通过康复医生有组织地带领和指导，每天锻炼 2 ~ 3 小时，填写运动日志，逐渐培养运动兴趣和习惯。

3. 三调：饮食调整

“肿瘤患者如何吃”的问题始终是患者和家属关心的话题。在综合康复培训中，营养师针对肿瘤患者这一特殊人群进行一对一营养指导和咨询。根据患者记录的每日三餐饮食及加餐情况，营养师可以准确地了解每一位患者的饮食习惯，发现问题；然后，营养师将与每位患者进行单独交流，进一步确认患者的饮食习惯和偏好，以便在接下来的时间进行健康教育和制订个体化营养食谱。通过“营养美食沙龙”，患者和家属不仅能学到“肿瘤患者的饮食宜忌”“合理平衡膳食”概念，而且还能学习到时令进补和区别体质补养的学问。康复期间的食谱由营养师制订，营养食堂单独配送到病房，省却了患者为“吃什么”而发愁；饮食荤素搭配，搭配水果，营养丰富。康复培训结束时，营养师为每一位患者量身制订 1 周的食谱，包括主食、蔬菜、肉蛋鱼的每日总量都有清晰的说明。有些肿瘤患者因为食欲差或放、化疗后体质虚弱，经过中医药调理和食疗，体力、食欲均得到改善。有一位肺癌骨转移的患者，患有胃窦炎，时常胃痛，精神倦怠，食欲极差，经过康复医生的精心调理，体重在 2 周内竟然增长了近 2.5 千克，女儿来接她的时候，看到母亲饱满的精神和红润的面色，更加坚定了伴随母亲走中医综合康复之路的信心。

4. 四调：心理调整

癌症患者是一个特殊的弱势群体，有着特殊的心理问题。在康复期，更需要进一步加强心理指导。有专家认为，心理康复从某种意义上看，是更重要的有利于患者全面恢复健康的继续治疗。肿瘤患者至少有三方面的心理负面因素：一是怕癌心理，如紧张、恐惧、抑郁、焦虑、绝望等；二是自惭形秽，相当多的癌症患者经过手术等治疗，造成部分器官或肢体缺失，留下终身残疾，由此造成心理阴影；三是担心癌症复发转移。所有癌症患者都需要度过一个较为漫长的康复期，三年、五年、十年不等。在此期间，患者时常担心癌症复发或转移，因而常常心神不定，有后顾之忧。这些都是沉重的心理包袱，应在心理康复中尽快予以消除。康复期间的心理调护由心理咨询师通过个体心理咨询和团体心理辅导两种主要方式进行，此外还包括影视欣赏与座谈、音乐疗法、艺术疗法等。心理咨询师通过心理量表评估患者的心理状态，通过个体咨询、集体座谈、心理讲座、音乐治疗、香薰治疗等一系列的心理干预方式，使患者的心灵得到呵护，学习情感沟通和表达技巧，帮助患者建立积极心态，学会及时消除负性情绪。婚姻家庭关系讲座和家属座谈则体现了肿瘤康复的更深层意义。如何帮助患者的家属以正确的态度对待疾病发展和患者的情绪变化，如何帮助患者家属正确地疏导情绪和恰当地表达需求，以健康的心理状态陪伴患者进行康复与治疗，这对患者的康复具有重要的支持作用。有的患者说："看他那么紧张，忙前忙后的，我哪儿不舒服反而不敢告诉他了。"也有的患者觉得家人的过分关照仿佛捆住了自己的手脚，很不自在，但又不忍心提出来，怕伤了家人的一片爱心。类似的问题都会在康复期间得到恰当的指导，从而使患者、家人和医生真正结成抗癌的联盟，帮助患者在肿瘤的康复路程上行走得更加坦然。

（二）一管理：是对患者症状的管理

患者经治疗后身体还会存在一些不足的症状，通中医中药的治疗可以减轻和缓解症状，还有一些其他方法：中药外治法也是肿瘤综合康复疗法的特色之一。通过采用不同配方的中药泡洗及电磁疗法，可以明显缓解如水肿、疼痛、麻木、失眠等多种症状。中药外敷及穴位贴敷是中国中医科学院广安门医院肿瘤科的特色外治法，止痛、消胀、利水作用明显，已经在临床实践缓解了大量患者的病痛，在肿瘤康复中也屡建战功。

针灸是通过对经络或穴位的刺激达到祛病强身的目的，方法包括艾灸、盐灸、针刺、刮痧、拔罐、耳穴压豆、经络调理等传统方法，对失眠、腹胀、纳呆、便秘、疼痛等症状疗效显著，对于放化疗导致的白细胞减少、纳差、乏力等情况有良好的改善作用。患者在治疗过程中无痛苦，无消化道负担，操作简便。针灸师在为患者施治的同时，还可以通过一系列的康复讲座，帮助患者及家属学习掌握常用保健穴位的取穴及操作方法，学会自我保健。曾有一位中晚期肺癌患者因化疗导致白细胞减少，不得不选择放弃尚未完成的化疗，来到康复培训中心时，患者精神差，已经多日难以进食，乏力，连说话都没有力气，白细胞不足 $30 \times 10^9/L$。通过近 2 周时间的康复治疗，患者的精神气色明显好转，血象也逐渐恢复。这位患者回家后继续艾灸保健穴位并服用滋补膏方，白细胞维持在 $50 \times 10^9/L$ 左右。此后继续进行化疗，化疗期间服用具有补血功效的滋补膏方，后来累计完成了 9 个周期的化疗，身体恢复良好。

通过以上介绍可以看出，"四调一管理"模式的建立帮助患者建立了健康生活。各种康复手段的综合应用，使患者的疾病状态改善，体能状态改善，营养状况和心理状态改善，生活质量也就随之提高。帮助患者和家庭从疾

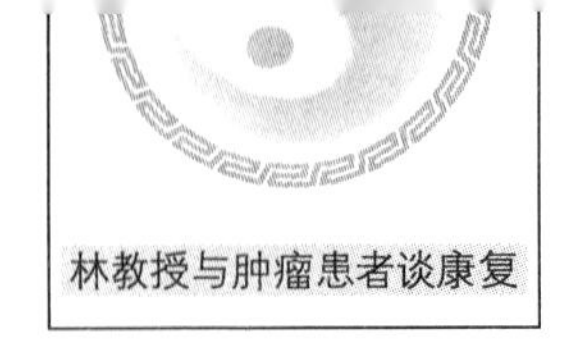

病困境中走出来，过有意义的生活，是肿瘤康复工作者的神圣使命。

附：康复病例

病例 1：

富某，女，61 岁。因“右肺占位 3 个月，化疗后”由门诊于 2009 年 8 月 19 日以“肺癌”收入院。

患者 2009 年 4 月无明显诱因出现咳嗽，咳少量白痰，无发热、胸痛、胸闷、喘憋等症状。自行服用止咳、消炎药物（具体不详），症状无明显缓解。2009 年 5 月 12 日出现咯血，胸片提示：右肺门肿物、右侧胸水。胸水检查：癌胚抗原＞ 80ng/mL，胸水中查到癌细胞。2009 年 5 月 18 日胸部 CT：右肺中叶可见软组织肿块，纵隔淋巴结肿大，右侧胸腔积液；支气管镜活检示：右肺腺癌，临床分期Ⅲ b 期，TNM 分期 T2N1MX。遂行 GP（健择 + 顺铂）方案化疗三周期。2009 年 8 月因化疗导致Ⅲ度骨髓抑制（白细胞低于 20×10^9/L），未完成第四周期化疗并终止化疗。

患者参加肿瘤康复治疗时为末次化疗后第 9 天，入院时症见：倦怠乏力，少气懒言，纳呆食少，偶有咳嗽，无痰，无发热、胸痛，睡眠尚可，二便调。查体：浅表淋巴结未触及肿大，右下肺呼吸音减弱，未闻及干湿啰音。舌淡胖有齿印，苔白腻剥脱，脉细。入院时查血常规：白细胞计数 28×10^9/L，血红蛋白 89g/L，血小板正常，肝肾功能正常。由于化疗给患者的身体带来了极大的痛苦，患者入院当天即表示：“再也不去做化疗了，太难受了！”康复医生非常理解患者的心情，安慰她：“不要怕，化疗只是暂时不能做，我们来帮助您恢复身体！”

根据患者的脉症表现，中医诊断为肺积，辨证为肺脾气虚型。中药以健脾益气为法组方，每日 1 剂。给予中成药及中药注射剂扶正、抗癌。给予补肾健脾通络的中药泡洗、熏蒸、磁疗。针刺足三里、丰隆、三阴交、阴陵泉，艾灸足三里、关元，以健脾和胃、培补气血；耳穴压豆选取肝、胆、脾、神门等耳穴健脾化湿。在中医中药治疗的同时给予心理辅导、音乐治疗，由专门的体能医生指导体能锻炼，营养师给予个体化营养指导，并制订康复期间的营养食谱，进行营养配餐。在康复治疗期间，患者每天记录康复日记，通过图画表达情感。在康复日记中，患者通过一幅名为“喊山”的图画表达了她的情绪和想要宣泄的内心要求。心理师及时找到患者进行个体心理辅导，并与患者的家属进一步沟通了解了患者情绪压抑的真正原因，给予适当疏导，使患者的情绪很快得到了改善。

中医药综合治疗 3 天后，患者的食欲有了明显的改善，饭量逐渐增加。她笑着说：“住院第 1 天，因为一口也吃不下，我的病号饭全给了老伴；第 2 天我一半，他一半；第 3 天，我把大部分都吃完了，他不得不自己去买饭了……”通过药物、食疗和体能锻炼，患者的体力也逐渐恢复，原本不爱外出活动的她，在住院几天后提出要求，希望能到附近公园去走一走，并且坚持每天和病友们一起学练郭林气功。康复期间的科普讲座不仅仅解答患者对癌症疾病的各种困惑和满足患者及家属对中西医治疗知识的渴慕，同时还手把手地教给患者实用的家庭保健方法，教患者如何选取穴位，什么情况下选用何穴位及如何进行操作。出院时，再根据个体情况给予具体的指导方案，例如：情绪激动时点揉太冲穴（具有平肝火和疏肝养血的作用），同时还可配合按揉合谷穴，起到镇静安神的作用；平时多灸足三里、关元、神阙穴，调理脾胃（后天之本，气血生化之源），培补元气，可以起到提高机体免疫功能，升高白细胞的作用。心理医生负责召集参加康复的病友围绕不同的话题进行团体座谈。此外，根据入院时所做的心理评估情况，心理师每 2 ~ 3 天都到患者床边单独谈心，有针对性地进行个体心理辅导。营养师在了解患者饮食口味偏好的情况下，针对该患者肺脾气虚及血虚的情况制订了一周的食谱，早、中、晚餐一应俱全，详细指导患者科学合理的饮食调养。在出院时，临床医生通过中医辨证为患者配制了以补气血为主要功效的补益膏方，扶正补虚御邪，帮助身体康复。

出院后，患者的老伴和女儿对患者的家庭康复给予了鼎力支持。在家人的帮助下，出院后富女士坚持服用肿瘤滋补膏方，每日艾灸保健穴位。营养师通过电话随访指导患者饮食调养。通过综合的养生调护，患者的血象在 1 个多月后完全恢复了正常，饭量和体重都增加了，气色也明显好转。经过肿瘤临床医生评估，患者可以继续接受化疗。在接下来的数次化疗中，富女士欣喜地发现，她的身体对化疗副作用的耐受明显增强，白细胞维持在 $50\times10^9/L$ 左右，即使有短暂的骨髓抑制，白细胞也能很快恢复到正常水平，化疗对食欲的影响也明显减轻，再也不像以前那样“难受”了。在回访中了解到，患者自参加康复后已经完成9个周期化疗，身体情况良好，经复查，肺部的病灶较前缩小。2周前再次回访患者，正在接受靶向药物治疗，病情稳定，老伴陪着在外地疗养。她的女儿说：“真希望我们一家人能一直这样下去……”

病例分析：患者2008年5月确诊时因纵隔淋巴结转移，胸水等因素已经失去了手术的机会，化疗是当时可选择的最有效的治疗手段，但是由于化疗的副作用导致骨髓抑制，白细胞减少，患者无法继续化疗，只好选择放弃。经过中医综合康复指导与治疗，患者的身体得到了良好的恢复，并且重新树立了战胜疾病的信心。通过康复培训中学习到的方法，在家人的帮助下，患者回到家中继续坚持综合康复养生，身体对化疗的耐受性提高，患者得以顺利地继续进行化疗，控制疾病的进展，生活质量得到了改善。康复的综合性指导，以及心理、营养、运动、养生等方面的知识，帮助患者和家人顺利度过了治疗的各个阶段。

病例2：

袁某，男，65岁。因“咳嗽20个月，声音嘶哑3天”于2009年11月2日由门诊以“右肺癌”收入院。

患者2008年2月无明显诱因出现咳嗽，咳少量白痰，胸部CT：①右肺占位，性质待定；②肺气肿。予抗炎对症治疗后咳嗽消失。患者2008年7月出现咳嗽，发热，复查胸部CT：右肺占位形状改变，考虑为恶性。2008年7月2日行右肺切除术，肿物约3cm，病理为鳞癌，分期为Ⅰb期（T2N0M0）。2008年9月行紫杉醇+顺铂化疗1周期，因白细胞低及发热而停止化疗。此后在中国中医科学院广安门医院口服中药及中成药治疗。3天前患者出现声音嘶哑。入院时症见：咳嗽，咳少量白痰，声音嘶哑，无饮水呛咳，无进食哽噎，怕冷，气短，胸闷，活动后明显，口干，乏力，纳少，眠差易醒，二便调，舌红少津，苔薄白，脉弦细。

根据患者的脉症表现，中医诊断为肺积，辨证为气阴两虚型。中药以益气养阴为法组方，每日 1 剂。通过输液、汤药、针灸、足浴、磁疗、气功、音乐、心理辅导和食疗的综合康复方法，患者怕冷、眠后易醒及血压不稳的情况很快得到了改善，咳嗽及声音嘶哑也有了明显好转。

袁先生患病后，很多亲戚朋友前去看望，送了很多补品和营养品，但袁先生因为服药的缘故不敢擅自服用补品，对营养品也采取非常审慎的态度，所以补品都放过了期也没敢吃。化疗由于副作用明显，在完成了 1 个周期后中止了。袁先生一度陷入了茫然的境地，不知道以后怎样治疗、怎样锻炼和怎样生活。个体化的综合康复指导和治疗解决了袁先生的困惑。尤其是在补养方面，由医生根据其病情和体质情况进行辨证施补，通过服用专门配制的肿瘤滋补膏方，袁先生的体力明显改善，口干乏力的情况也消失了。自康复至今已半年多了，患者的病情稳定，他还把自己的康复体会写成文章发表在科普杂志上。袁先生通过自己的亲身体验说：“肿瘤康复对我们患者而言，真的太需要了！”

病例分析：袁先生是一位老年肿瘤患者，身体较为虚弱，术后因化疗的副作用而中止化疗。患者体内没有明确的病灶，但身体却有诸多不适，因此如何补养身体和采用何种方法继续治疗是袁先生非常关心的问题。综合性的肿瘤康复治疗改善了患者的症状。同时，通过康复期间的系列讲座，医生手把手教给患者如何吃饭、如何锻炼和养生，使袁先生对下一步的治疗和调养有了清晰的思路。袁先生认为，肿瘤滋补膏方扶正补虚，改善了身体的虚弱状态，特别适合像他这样的老年肿瘤患者及术后患者服用。与亲朋好友赠送的保健品相比，滋补膏不仅使患者避免了不必要的经济支出，而且获得了更加科学合理的补养。患者手术后的疗效得到了巩固，病情稳定，心情愉快。袁先生觉得在忙忙碌碌中，生活变得充实和有乐趣多了。

病例 3：

李某，男，46 岁。因“双侧甲状腺占位术后 5 个月，倦怠乏力伴右肩疼痛 4 个月”由门诊于 2010 年 4 月 8 日以“甲状腺癌”收入院。

患者 2004 年体检时发现双侧甲状腺多发结节，当时考虑为良性肿瘤。

2009年夏天，患者自觉颈前结节增大，饮酒后出现颈部疼痛。2009年10月，B超示双侧甲状腺多发实性占位，左叶肿物合并多发微小钙化，左侧颈动脉旁肿大淋巴结。行甲状腺穿刺，病理报告为桥本甲状腺病。2009年11月患者就诊于北京协和医院，甲状腺核素显示左叶冷结节。于2009年11月26日行双侧甲状腺切除术，病理：淋巴结转移性甲状腺乳头状癌。12月26日行^{131}I放射治疗，此后一直服用甲状腺素片治疗。2010年2月复查CT示：纵隔淋巴结肿大，建议复查。患者入院时症见：右肩部疼痛，偶感手脚麻木，怕冷，倦怠乏力，烦躁，自汗、盗汗，偶心慌，声音嘶哑，纳可，入睡困难，小便调，大便有时不成形，舌淡胖，苔白，脉沉细。患者既往有2型糖尿病5年，高血压病史2年余，高尿酸血症病史2年余。

患者的中医诊断为“瘿瘤”，辨证属脾肾两虚、痰瘀互结。中药以健脾益肾、活血散结为法组方，每日1剂。服药2剂，顿感身体舒适，倦怠、怕冷、出汗的情况均好转。通过针刺、艾灸和耳穴压豆的方法，患者的右肩疼痛在1周左右的时候也有了明显好转，右上肢的活动度得到了改善。由于患者血压高、血糖高、血尿酸高，因此饮食调养的问题就变得更加复杂。营养师一方面要制订适合患者康复期间的食谱，一方面还要担当起患者教育的角色，指导患者建立良好的生活习惯和饮食习惯。经过2周的康复治疗，李先生的身体舒适度有了明显的改善，入院时的症状都有了不同程度的缓解。音乐催眠疗法也让睡眠不佳的李先生体验到了音乐带来的轻松和愉快。出院后至今已3年，经全面复查，甲状腺癌相关的血液学、影像学指标均正常，纵隔淋巴结肿大消失。

病例分析：李先生是一位商人，平素工作繁忙，饮食及生活习惯不良，经常饮酒、熬夜。确诊为甲状腺癌并手术后，曾为运动员的李先生开始对健康的问题变得焦虑，对康复更是缺乏信心；甲状腺这一内分泌器官被手术切除后，通过口服甲状腺素片维持机体代谢所需的激素水平，患者在服药初期的几个月内出现了许多内分泌失调的表现，如倦怠、烦躁、汗出、心慌、失眠等。由于甲状腺癌对放、化疗的敏感性较差，在术后如何改善症状，预防癌症复发和转移方面，中医就具备了优势。通过中药对阴阳气血和脏腑功能的调整，通过针灸和食疗等方法的综合应用，患者的临床症状在短短的2周内就有了明显改善。可见，中医综合康复治疗不仅仅是肿瘤综合治疗的有益补充，而且可以在恰当的时机发挥良好的治疗作用，李先生出现的上述症状如倦怠、烦躁、多汗等，西医常常束手无策，而中医恰恰起到了很好的改善作用。通过2周的康复治疗，李先生有了切身体会，并对康复树立了信心。